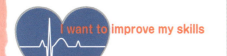

ナースのためのスキルアップノート

看護の現場ですぐに役立つ
婦人科ケアのキホン

患者さんを不安にさせない技術が身に付く！

岡田 宏子 著

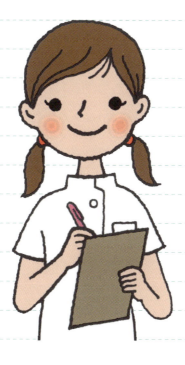

秀和システム

はじめに

　この本を手にとってくださっている皆様は現在どのような状況にあるでしょうか。婦人科病棟や外来に配属が決まった、もしくは婦人科疾患を持つ患者さんを担当することになった、それぞれ状況は違えど、婦人科疾患を持つ患者さんと関わる機会があるのではないかと思います。

　臨床実習で回ることもあまりなく、講義でもじっくりと学ぶ機会の少ない「婦人科」領域。はじめて見る診察方法や使用器械などに戸惑う人も多いことと思います。でも、実はそんなあなた以上に、不安や緊張、戸惑いを感じているのが婦人科を受診される患者さんです。内診台にあがっての診察はとても羞恥心の強いものです。そして、治療は女性のシンボルとも思われている子宮や卵巣の機能を変化させたり、そのものを失ってしまう可能性があるものです。

　また、女性のライフスタイルを包括的な視点で理解し、支えていく必要のある分野でもあります。妊娠の希望がある場合、それを叶える治療方法があるのか、それとも治療のために失わざるを得ないのか。年齢や状況に応じた治療法の選択が迫られ、また、それに伴う患者の複雑な心境に寄り添う力も必要とされます。患者さんと接していく中で、想像以上に女性の一生に女性ホルモンが影響していることにも気づくでしょう。

　本書では、はじめて婦人科に関わる人が婦人科領域の基本を理解できるよう、婦人科で扱われる主な診察や処置、検査、疾患、治療の押さえておくべきポイントを書きました。また、知識に裏付けられた患者さんへの声かけ、精神的フォローができるよう、それぞれに声かけのポイントを入れています。

　スムーズでしっかりとした技術と知識に裏付けられた声かけは、患者さんに安心感と羞恥心の軽減をもたらします。皆様にとって、本書がより良い婦人科看護を実践していく上での一助となれば幸いです。

2018年5月　岡田宏子

看護の現場ですぐに役立つ
婦人科ケアのキホン

contents

はじめに ……………………………………… 2
本書の特長 …………………………………… 7
本書の使い方 ………………………………… 8
この本の登場人物 …………………………… 9

chapter 1 女性生殖器の解剖と生理

女性生殖器の解剖 ………………………………………………………… 12
ホルモン分泌と性周期 …………………………………………………… 14

chapter 2 婦人科の診察と主な処置

婦人科一般診察 …………………………………………………………… 18
外診と内診 ………………………………………………………………… 19
膣鏡診 ……………………………………………………………………… 21
直腸診 ……………………………………………………………………… 23
膣洗浄 ……………………………………………………………………… 25
子宮頸管拡張 ……………………………………………………………… 26
診察や処置に使用する器具 ……………………………………………… 28

chapter 3 婦人科の検査と診断

子宮腟部細胞診 …………………………………………………………… 32
子宮体部細胞診 …………………………………………………………… 35

子宮頸部組織診…………………………………………………………36
子宮体部組織診…………………………………………………………38
超音波診断法……………………………………………………………40
その他の画像診断………………………………………………………43

chapter 4 婦人科疾患の基礎知識

性器の炎症………………………………………………………………46
更年期障害………………………………………………………………48
骨盤臓器脱………………………………………………………………50
子宮筋腫…………………………………………………………………52
子宮内膜症………………………………………………………………55
子宮頸がん………………………………………………………………57
子宮体がん………………………………………………………………62
卵巣腫瘍…………………………………………………………………66
卵巣がん…………………………………………………………………69

chapter 5 術前術後の看護

手術前の看護……………………………………………………………74
手術当日の看護…………………………………………………………76
手術直後の看護…………………………………………………………79
術後ドレーン管理………………………………………………………81
術後疼痛の管理…………………………………………………………83
術後の離床介助…………………………………………………………85
婦人科手術における術後合併症………………………………………87

chapter 6 婦人科手術の基礎知識

腹腔鏡下手術 …………………………………………………………………………… 90
 column 腹腔鏡の歴史 ……………………………………………………………… 93
子宮鏡下手術 …………………………………………………………………………… 94
単純子宮全摘術 ………………………………………………………………………… 95
 column 術後、性生活はいままでどおり続けられる？ ………………………… 96
広汎子宮全摘術 ………………………………………………………………………… 97
リンパ節郭清 …………………………………………………………………………… 101
子宮頸部円錐切除術 …………………………………………………………………… 105
子宮筋腫核出術 ………………………………………………………………………… 108
 column 子宮筋腫は不妊の原因になる？ ……………………………………… 109
卵巣腫瘍核出術 ………………………………………………………………………… 110
 Nurse Note 腹腔鏡手術での体外法と体内法の違い …………………………… 111
付属器（卵巣・卵管）切除術 …………………………………………………………… 112
 column ホルモン補充療法とは？ ……………………………………………… 113
骨盤臓器脱手術 ………………………………………………………………………… 114

chapter 7 化学療法と看護

婦人科でよく使用するレジメン ……………………………………………………… 118
 Nurse Note 抗がん剤の腫瘍縮小効果の評価基準 ……………………………… 119
有害事象の発現時期と対処法 ………………………………………………………… 120
 column 抗がん剤治療で脱毛した場合、治療後に生えてくる？ ……………… 121

chapter 8 放射線療法と看護

- 外部照射 …………………………………………………………… 124
- 腔内照射 …………………………………………………………… 126
- 同時化学放射線療法（CCRT）…………………………………… 128
- 放射線治療の合併症 ……………………………………………… 130

chapter 9 婦人科で使用する特徴的な薬

- 婦人科で使用する特徴的な薬 …………………………………… 132
- **Nurse Note** 略語集 …………………………………………… 134

- 引用・参考文献 …………………………………………………… 135
- 索引 ………………………………………………………………… 136

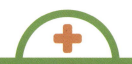

本書の特長

　婦人科における治療や処置、それに伴うケアは、他の診療科と比べて異なる点が多くあります。それらを受ける患者の心理面もとてもデリケートなものであり、受ける処置や治療の特性を理解した上での配慮が必要となります。
　本書では、婦人科で行われる処置や治療の内容、それに伴う具体的な声かけやケアの方法を体系的にまとめました。本書で婦人科ケアの基本的な知識を身に付けることができます。

役立つポイント1　婦人科疾患や治療の基本的な知識が得られる

　女性生殖器の仕組みから、婦人科で主に扱われる疾患や治療方法の基本的な知識が体系的、かつ簡潔にまとめられています。婦人科で出会う様々な疾患や治療について見直したいときに、時間をかけずに学ぶことができます。
　基本的知識に裏付けられた、根拠に基づいたケアは、患者に安心感を与え、自信をもって看護できるようになります。

役立つポイント2　処置介助の手順が体系的にわかる

　婦人科の処置で使用する器械は特殊なものが多く、また内診台で行うため、介助も特徴的なものとなります。そのため最初のうちは処置介助に苦手意識を抱いてしまうこともあるでしょう。
　本書では、それぞれの処置の目的や手順を体系的にまとめ、見慣れない使用物品や処置をイメージしやすいようにビジュアルで表現しています。

役立つポイント3　患者への適切な声かけポイントがわかる

　患者がどのような場面でどのような体験をしているか、婦人科での経験が浅いうちは想像しづらいものです。本書では、患者への配慮が必要な場面それぞれに、ベテランナースや先輩ナースからのアドバイスとして、声かけのポイントを載せています。これらを参考に患者とのやりとりを重ねていくうちに、自分なりの声かけの方法や配慮の仕方を見出していけるでしょう。

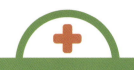

本書の使い方

　本書はChapter 1 からChapter 9 までで構成されています。
　すべて読むことで、婦人科ケアに必要な基本的な知識が身につくようになっています。

　Chapter 1 では、すべての理解の基礎となる、女性生殖器の解剖生理について学びましょう。

　Chapter 2 では、婦人科で行われる診察や処置の方法を学びます。それぞれの診察や処置がどのようなものか、何を目的に行うのかを理解し、使用物品や手順を覚えておきましょう。

　Chapter 3 では、婦人科で行われる検査と診断の方法を学びます。組織学的検査や細胞診、画像診断などについて基本的な知識を身に付け、介助に必要な物品や手順を覚えておきましょう。

　Chapter 4 では、婦人科で主に扱われる疾患について学びます。それぞれの疾患の発生機序、症状、診断や進行期分類、治療方法について理解しておきましょう。

　Chapter 5 では、婦人科手術全般の術前術後看護に必要な知識を習得しましょう。術直前から術直後の準備や観察のポイント、ドレーンや疼痛、合併症の管理、離床介助のポイントについて学びます。

　Chapter 6 では、婦人科でよく用いられる手術の基本を学びます。疾患ごとに異なる手術の種類や、腹腔鏡下式、子宮鏡式、腹式、膣式など、術式ごとに異なる、手術内容や合併症を理解しておきましょう。

　Chapter 7 では、婦人科疾患によく用いられる化学療法の基本を学びます。よく扱われるレジメン（治療計画）とそれぞれに異なる有害事象について理解しておきましょう。

　Chapter 8 では、婦人科疾患に対する放射線療法の基本を学びます。一般的に様々な診療科で行われている外照射に合わせて、婦人科特有の腔内照射、同時化学放射線療法についても理解しておきましょう。

　Chapter 9 では、婦人科で使用する特徴的な薬について知っておきましょう。様々な種類の膣錠やホルモン剤をひととおり把握できます。

　基本を学びたい人は最初から、ある特定の項目についてだけ知りたい人は途中から、というように読む人に合わせてどこから読んでも知りたい情報が得られます。しっかり理解してケアに活用してください。

この本の登場人物

本書の内容をより理解していただくために
医師、ベテランナース、先輩ナースからのアドバイスや、ポイントを説明しています。
また、新人ナースや患者のみなさんも登場します。

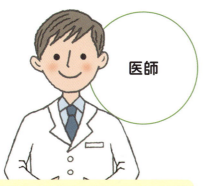

病院の勤務歴8年。的確な判断と処置には評判があります。

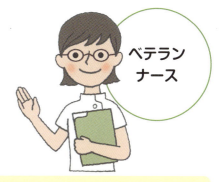

看護師歴10年。やさしさの中にも厳しい指導を信念としています。

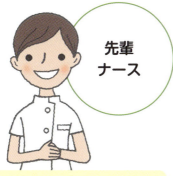

看護師歴5年。身近な先輩であり、新人ナースの指導役でもあります。

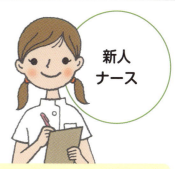

看護歴1年、いろいろな整形外科の症状について勉強しています。医師や先輩たちのアドバイスを受けて早く一人前のナースになることを目指しています。

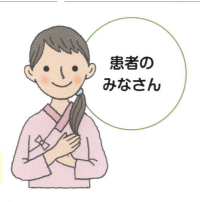

患者さんからも、ナースへの気持ちなどを語っていただきます。

MEMO

女性生殖器の解剖と生理

症状や治療を理解する上で、解剖生理の知識は大切です。
女性生殖器の解剖生理について学びましょう。

女性生殖器の解剖

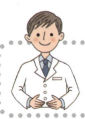

手術内容や合併症を理解する上で解剖・生理を頭に入れておくことは大切です。

女性生殖器の特徴

膣、子宮、卵管、卵巣のことを内性器、卵巣と卵管を合わせて付属器といいます。

膣　：長さ7〜8cmで、内部は感染を防ぐために酸性（pH3.8〜4.9前後）になっています。
子宮（けいらんだい）：鶏卵大の大きさで、膀胱と直腸の間に位置しています。膣に対して前方に傾き、前方に曲がっていることが多いです（前方前屈）。子宮の内宮は子宮内膜に覆われており、内膜は円柱上皮でできています。子宮内膜は月経周期に合わせて増殖、剥離、出血を繰り返します。
卵巣：親指の頭くらいの大きさで、内部には多数の卵胞（らんほう）（卵子の入った袋のようなもの）が貯蔵されています。

骨盤内での位置関係

骨盤内での子宮・卵巣・卵管と周辺臓器との位置関係を把握しておきましょう。

子宮の腹側には膀胱（ぼうこう）、背側には直腸があります。

▼内性器横向き（矢状断図）

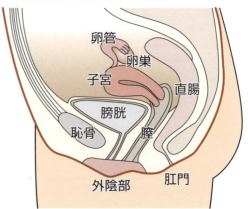

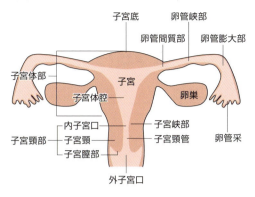

▼内性器正面図

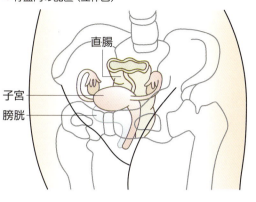

▼骨盤内の配置（立体図）

外性器

婦人科では導尿をすることや、患者に自己導尿や膣錠の自己挿入を指導する機会が多くあります。

尿道口と膣の位置関係や構造も把握しておきましょう。

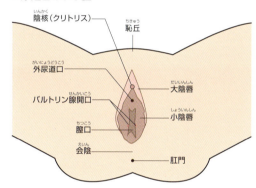

▼尿道口および膣

周辺の血管・リンパ節

悪性腫瘍の手術では、リンパ節郭清を行うことがあります。

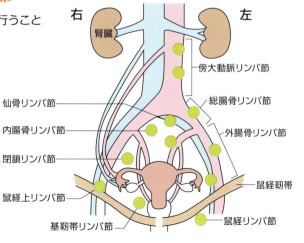

▼血管およびリンパ管・節の走行

ホルモン分泌と性周期

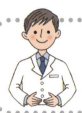

卵巣と子宮は一定の周期で、いつでも妊娠できるように排卵や子宮内膜の準備を繰り返しています。それに伴って女性ホルモンも増減し、身体に様々な影響を及ぼします。

性周期

性周期には卵巣周期（卵胞発育から排卵、黄体形成）と月経周期（子宮内膜の周期的変化）があります。

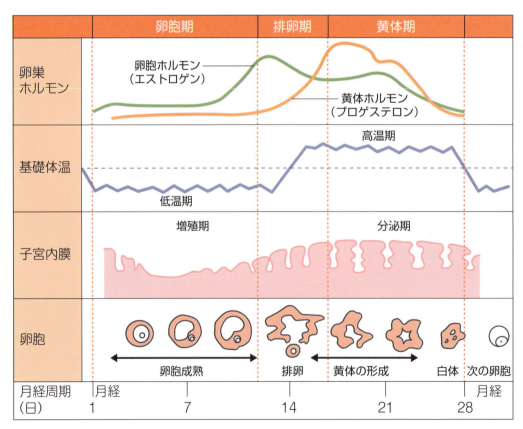

参考文献：病気が見える Vol.9 婦人科 第1版

エストロゲンとプロゲステロンの主な作用

　女性の体の変化を司る女性ホルモンには、エストロゲン、プロゲステロンの2つがあります。
　特にエストロゲンは、一生を通して様々な影響を及ぼします。

　エストロゲンとプロゲステロンは、基本的に互いに拮抗する作用を示します。非妊娠時の作用は以下のようなものがあります。

	エストロゲン	プロゲステロン
乳房	乳管の発育	乳腺の発育
子宮	子宮内膜の増殖・肥厚 頸管粘液の分泌増加・粘稠度低下、牽糸性増大	子宮内膜の分泌期に伴う変化 頸管粘液の分泌低下、粘稠度増加、牽糸性低下
卵巣	－	排卵抑制
膣	膣粘膜の角化・肥厚	膣粘膜の菲薄化
基礎体温	低下	上昇

エストロゲンの他臓器への作用

　エストロゲンの働きは女性生殖器のみにとどまりません。閉経以降、エストロゲンの分泌低下により様々な症状が出たり、疾患のリスクが高まったりします。

	エストロゲンの作用	低下に伴う症状/疾患
肝臓	LDLコレステロール低下 HDLコレステロール上昇	高脂血症
血管・血液	血管拡張　抗動脈硬化 凝固能促進	動脈硬化　虚血性心疾患
骨	骨量の維持	骨粗鬆症
皮膚	皮脂腺の分泌抑制 コラーゲン合成促進	しわ にきび
泌尿器	機能維持	頻尿、尿失禁

エストロゲン依存性疾患

エストロゲンの作用が原因となる疾患もあります。これらはエストロゲン依存性疾患と呼ばれ、体内のエストロゲン濃度が高い状態が長く続くと発生、進行しやすいとされています。

・子宮内膜症（➡p.55参照）
・子宮腺筋症（➡p.55参照）
・子宮筋腫（➡p.52参照）
・子宮内膜増殖症（➡p.52参照）
・子宮体癌（➡p.62参照）

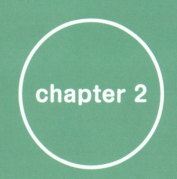

婦人科の診察と主な処置

婦人科で行われる診察や処置の基本を学びましょう。
スムーズに処置が進むことで患者さんの負担を減らすことができます。

婦人科一般診察

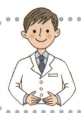

婦人科診察で行われる一連の流れは、内科や外科の一般診察とは異なる部分が多く、不安や羞恥心も大きいものです。
不安を最小限にスムーズに誘導できるように配慮しましょう。

一般的な流れ

婦人科での一般診察は以下のような流れで行っていきます。それぞれの詳細については、あとの項をご参照ください。

問診 → 外診（視診・触診）→ 膣鏡診 → 双合診（内診）・経膣超音波検査

看護のポイント

以下のようなことに注意して関わりましょう。

- 羞恥心や恐怖心を乗り越えて受診されています。
  診察中は医師一人にせず、なるべく看護師が立ち会うようにしましょう。
- 生殖器そのものや機能を失うかもしれない不安や恐怖、女性としての魅力の減少や性生活に対する悩み、夫や恋人、子供についての悩みを抱えている可能性があります。
- 診察・検査・治療どれも羞恥心を伴うものが多いです。
- 10代から高齢者と幅広い年齢層の女性が受診します。
  それぞれの年齢層や状態（出産経験や疾患）に応じた配慮が必要となります。

問診での確認事項

既往歴、現病歴に合わせて、月経歴、性交歴、妊娠・出産歴、ピル内服歴なども確認します。

外診と内診

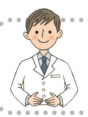
婦人科では外診も内診も内診台で行います。どのような方法で診察するかを理解し、適切に声かけできるようにしましょう。

➕ 診察の準備

内診台の準備をします。

- 内診台を患者の昇降しやすい高さにします。
- 臀部(でんぶ)の当たる部分に処置用の防水シーツを敷きます(患者ごとに交換します)。

患者を内診台へ誘導します。

- 下着を脱いで内診台に移動してもらいます。
- 上着は汚れないよう、背部の方へ引き上げてもらいます。
- 声かけをしながら内診台を診察する体勢まであげます。

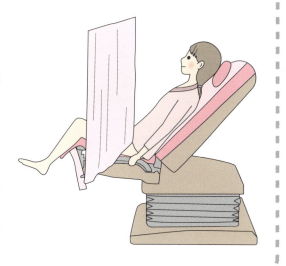

バスタオルなどを下半身に掛けて、露出を最小限にしましょう。

先輩ナース

2 婦人科の診察と主な処置

➕ 外診

主に以下の2つの手法を用います。

- **視診**
  外陰部の皮膚、粘膜を見て確認します。

- **触診**
  腹部の状態、リンパ節腫大の有無を触って確認します。

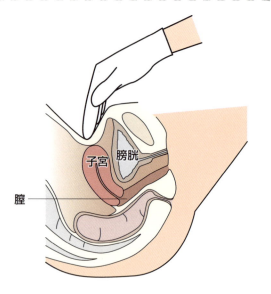

➕ 内診（双合診）

内診は内性器と周囲臓器の状態・位置・形状・硬さ・痛みの有無を知るために行います。

手指を膣内に挿入して外陰部・膣・子宮壁の状態を調べる狭義の内診と、挿入した手指（内指）ともう一方の手（外手）を用いて内性器の状態を触診する広義の「双合診」があります。

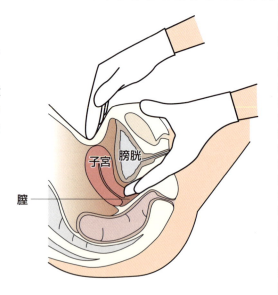

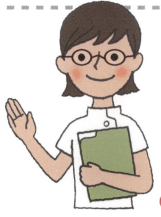

> 目隠しのためのカーテンがあり、次に何をされるかわからないため緊張や不安が強くなります。必ず次に行う行為について適宜声かけをしながら進めていきましょう。

ベテランナース

膣鏡診

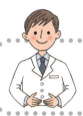

婦人科で行われる最も一般的な診察方法です。
膣鏡（クスコ）を用いて膣腔を開き、膣内を視診します。

➕ 目的

膣壁・子宮膣部・外子宮口・分泌物の状態を知るために行います。

▼膣鏡診

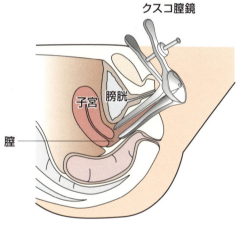

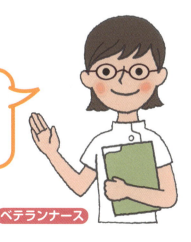

膣鏡は患者の不快感をできるだけ軽減するため、保温ユニット等で温かい消毒液や洗浄液等に浸し、人肌程度に温めておきます。

ベテランナース

2 婦人科の診察と主な処置

準備物品

以下のような物品を用意します。
　膣鏡（クスコ）にはSSS～Lまでのサイズがあり、患者の膣の状態や行う処置によってサイズを選択します。

- ・温めた膣鏡（クスコ）
- ・鑷子（ピンセット）
- ・綿球（タンポン）
- ・消毒液（オスバンまたはイソジン）

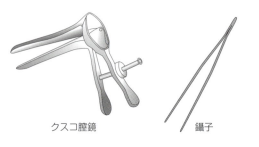
クスコ膣鏡　　　　鑷子

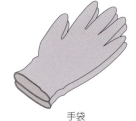
綿球　　　消毒液　　　　手袋

手順

① 内診台の準備をします。殿部の処置用防水シーツを敷きます。
② 患者に排泄を済ませてもらったあと、内診台に誘導します。
③ 膝にタオルをかけ、声をかけてから内診台をあげます。
④ 診察灯が診察部位（膣鏡）にあたるように調整します。
⑤ 医師に必要な物品を手渡します（医師は診察部位から目を離せないため、物品を手渡す際には場所や方向に気を付けましょう）。
⑥ 外陰部や殿部を清拭し、内診台を下ろします。
⑦ 衣服を整えてもらい、患者の状態を確認します。
⑧ 患者の退室後、後片づけ（次の診察の準備）を行い、カルテに必要事項を記録します。

ゆっくり口呼吸を促し、「力を抜きましょうね」等の声かけをしながら体の力を抜くように促します。

先輩ナース

直腸診

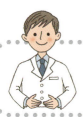
肛門内に手指を挿入して行う診察法です。
内診ができない場合や内診でわかりづらい所見がある場合に行います。

目的

　内性器や骨盤結合組織、ダグラス窩(か)の状態、腫瘍、癒着(ゆちゃく)、炎症の有無を知るために行います。
　肛門内に手指を挿入して行う診察で、内診では把握しづらい所見がある場合や、内診ができない場合(処女や膣内の悪性腫瘍(しゅよう)で手指が挿入できない等)に行います。

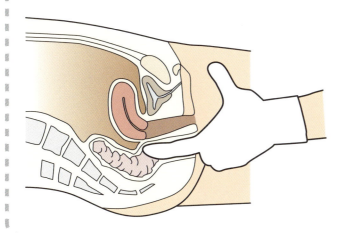

準備物品

・潤滑剤（オリーブオイル・ゼリーなど）
・ガーゼ

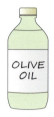

オリーブオイル　　　ガーゼ

手順

① 内診台の準備をします。殿部の処置用防水シーツを敷きます。
② 患者に排泄を済ませてもらったあと、内診台に誘導します。
③ 膝にタオルをかけ、声をかけてから内診台をあげます。
④ 直腸内に挿入する医師の手指先端に潤滑剤を垂らす。
⑤ 外陰部や殿部を清拭し、内診台を下ろします。
⑥ 衣服を整えてもらい、患者の状態を確認します。
⑦ 患者の退室後、後片づけ（次の診察の準備）を行い、カルテに必要事項を記録します。

> 手指挿入時には排便時のように軽くいきんで（腹圧をかけて）もらうと肛門括約筋が開いて挿入しやすくなります。

ベテランナース

膣洗浄

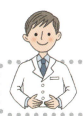

消毒、止血などを目的として膣内を洗浄液で洗浄する処置です。

目的
膣内の消毒、分泌物除去、止血・消炎促進のために行われます。

準備物品
- 温めた膣鏡（クスコ）、鑷子（せっし）、綿球（めんきゅう）
- 洗浄液（0.025％ベンザルコニウム液、生理食塩水など）
- 洗浄用イリゲータ（洗浄液を36〜38℃に温めておく）

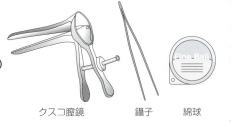

クスコ膣鏡　　鑷子　　綿球

手順
手順は膣鏡診の手順を参照（p.22参照）してください。膣鏡挿入後、医師の指示に従って、鑷子（ピンセット）、綿球、洗浄液を渡します。

洗浄液使用時は自分の手に一度かけて温度を確認してから患者に使用しましょう。

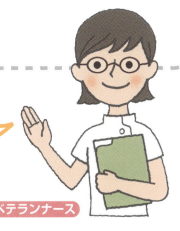

ベテランナース

子宮頸管拡張

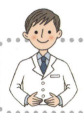
子宮頸管拡張器を子宮口に挿入して、子宮頸管を広げる処置です。手術や治療で子宮腔内に器具を挿入する必要のある場合に行います。

目的

子宮腔内に器具を挿入する必要のある処置や手術（放射線の子宮腔内照射、子宮鏡検査や子宮鏡下手術・子宮内容除去術・子宮内膜全面掻爬手術など）の前処置として行われます。

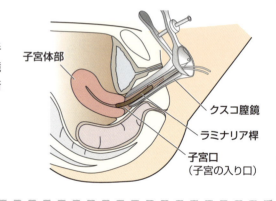

子宮体部
クスコ腟鏡
ラミナリア桿
子宮口（子宮の入り口）

準備物品

- 温めた腟鏡（クスコ）
- 鑷子
- 綿球
- 子宮把持鉗子（マルチン単鉤鉗子など）
- 子宮ゾンデ
- 子宮頸管拡張器（ラミナリア、ラミセルなど）
- 生理食塩水
- ガーゼ
- 消毒液（オスバンまたはイソジン）

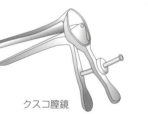

クスコ腟鏡　　鑷子　　綿球

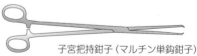

子宮把持鉗子（マルチン単鉤鉗子）

子宮ゾンデ

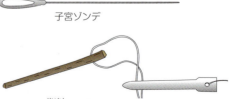

子宮頸管拡張器（ラミナリア、ラミセル）

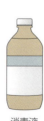

生理食塩水　　ガーゼ　　消毒液

手順

① 内診台の準備をします。殿部の処置用防水シーツを敷きます。
② 患者に排泄を済ませてもらったあと、内診台に誘導します。
③ 膝にタオルをかけ、声をかけてから内診台をあげます。
④ 診察灯が診察部位（膣鏡）にあたるように調整します。
⑤ 膣洗浄の介助
　・膣鏡挿入後、医師の指示に従って、鑷子（ピンセット）、綿球、洗浄液を渡します（膣鏡診の手順：p.22参照）。
⑥ 子宮内観察の介助（必要な物品を手渡します）。
　・子宮腟部鉗子を渡します。
　　（医師は子宮腟部前唇を子宮腟部鉗子で把持、牽引し、子宮内腔をなるべくまっすぐな方向にし、外子宮口が確認しやすい位置に固定します）
　・子宮ゾンデを渡します。
　　（医師は外子宮口から子宮腔内に子宮ゾンデを挿入し、子宮内の状態（内腔の方向や長さなど）を確認します）

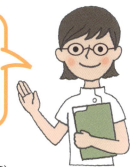

> 子宮腟部前唇を固定するとき、痛みや不快を感じやすいので、適宜声かけをしましょう。
> 子宮ゾンデ挿入時には、子宮穿孔のリスクがあります。患者に痛みの有無や増強、変化などがないか確認しながら行います。

⑦ 子宮頸管拡張器挿入の介助
　・医師に子宮頸管拡張器を渡します（ラミナリアは折れやすいので注意）。
　・患者への説明と状態観察を行います。
⑧ 内診台を下ろし、患者の状態を確認します（ナプキンパットをあててもらいます）。
⑨ 後片付けを行い、カルテに記録します。
　・挿入した子宮頸管拡張器の種類・サイズ、挿入したガーゼの枚数を記録します。
　・抜去時は挿入されたものがすべて抜去されているか確認し記録します。

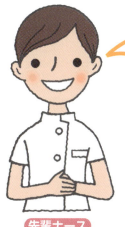

> 子宮頸管拡張器挿入時は強い痛みを伴うことが多いため、事前に説明し、挿入時には声をかけながら行いましょう。

> 迷走神経反射を起こすことがあります。めまい・気分不快・眼前暗黒感、悪心、冷汗、顔面蒼白、血圧低下、徐脈、失神等の症状が出ていないか注意しましょう。

先輩ナース　　ベテランナース

診察や処置に使用する器具

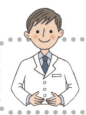
婦人科診察で使用する器械や材料は特殊なものが多くあります。診察をスムーズに介助できるよう、名称や使用目的を把握しておきましょう。

各器具の名称と用途

よく使われる器械や材料の名称と用途について紹介します。

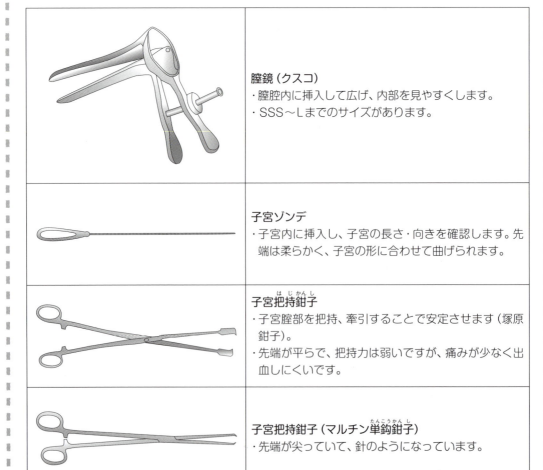

（膣鏡の図）	**膣鏡（クスコ）** ・膣腔内に挿入して広げ、内部を見やすくします。 ・SSS〜Lまでのサイズがあります。
（子宮ゾンデの図）	**子宮ゾンデ** ・子宮内に挿入し、子宮の長さ・向きを確認します。先端は柔らかく、子宮の形に合わせて曲げられます。
（子宮把持鉗子の図）	**子宮把持鉗子（はじかんし）** ・子宮膣部を把持、牽引することで安定させます（塚原鉗子）。 ・先端が平らで、把持力は弱いですが、痛みが少なく出血しにくいです。
（マルチン単鉤鉗子の図）	**子宮把持鉗子（マルチン単鉤鉗子（たんこうかんし））** ・先端が尖っていて、針のようになっています。

2 婦人科の診察と主な処置

	子宮把持鉗子（ミュゾー双鉤鉗子） ・先端が2本の尖った針のようになっています。
	胎盤鉗子 ・子宮内容除去や分娩後に胎児付属物や遺留物などを除去するために使います。
	キュレット ・子宮頸管や子宮内膜の掻爬に使います。先の形や大きさは様々なものがあります。
	子宮頸部細胞診に用いる採取器具 上から 　・綿棒 　・頸管ブラシ 　・ブルームブラシ 　・サイトピック
	子宮内膜細胞診に用いる採取器具 上から 　・エンドサイト 　・エンドサーチ
	生検鉗子 ・子宮腟部の生検をするための鉗子です。
	ヒスキャス ・子宮内に留置し、卵管通水試験に使用します。

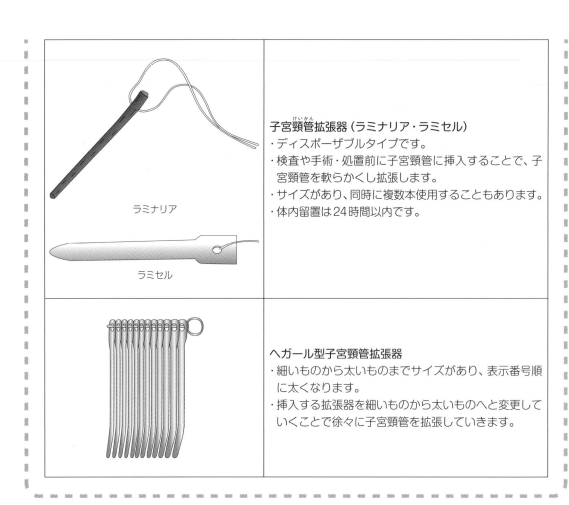

子宮頸管拡張器（ラミナリア・ラミセル）
・ディスポーザブルタイプです。
・検査や手術・処置前に子宮頸管に挿入することで、子宮頸管を軟らかくし拡張します。
・サイズがあり、同時に複数本使用することもあります。
・体内留置は24時間以内です。

ラミナリア

ラミセル

ヘガール型子宮頸管拡張器
・細いものから太いものまでサイズがあり、表示番号順に太くなります。
・挿入する拡張器を細いものから太いものへと変更していくことで徐々に子宮頸管を拡張していきます。

婦人科の検査と診断

ここでは、婦人科で行われる検査と診断方法の基本を解説します。
組織学的検査、細胞診、画像診断について見ていきましょう。

子宮腟部細胞診

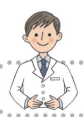

子宮頸がんの有無を評価するために子宮腟部の細胞を採取する検査です。

準備物品

腟鏡診の準備（p.22参照）に以下のものを追加します。

- 子宮頸部細胞採取器具（ブラシ、綿棒、ヘラなどがあります）
- スライドガラス2枚（氏名、日付、部位などを鉛筆で記載しておく）
- 生理食塩水20ml
- 検体容器（エタノール入り）

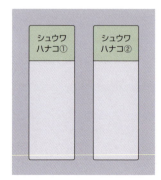

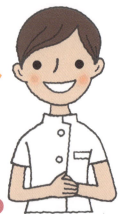

スライドガラスは触るとザラザラした部分があるほうが表です。
ザラザラした部分に鉛筆で氏名、日付、採取部位などを記載し、介助の際にはこの部分を持つようにします。

先輩ナース

手順

① 腟鏡診の手順 (p.22参照) に引き続いて行います。
② 子宮腟部細胞採取器具を医師の指示に従って渡します。

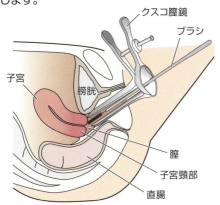

③ 医師が細胞を採取したら、スライドガラスを差し出します。

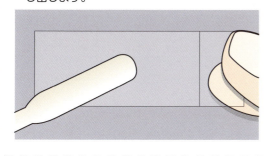

④ 細胞を塗布したスライドガラスを迅速にエタノール入りの検体容器に入れます。

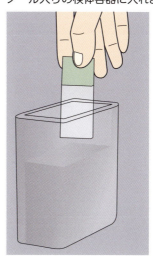

・腟部・頸管内の細胞をそれぞれ別のスライドガラスに塗布する場合と、1枚のスライドガラスの半分に腟部の細胞を塗布、残り半分に頸管内の細胞を採取して塗布する場合があります。
・乾燥すると細胞がダメージを受けて正確な診断ができなくなるため、半分塗布した時点でエタノールに浸すように指示されることもあります。

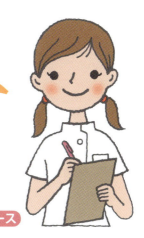

乾燥させないように素早くエタノールに浸すことが重要です!!

新人ナース

子宮頸部細胞採取器具

	ヘラ（サイトピック） 太いほうで腟部の細胞を、細く尖ったほうで頸管(けいかん)内の細胞を擦り取ります。
	ブラシ（サイトブラシ） ブラシ部分で腟部や頸管内の細胞を擦り取ります。
	綿棒 ヘラやブラシと比べて細胞採取量が少なくなります。出血しやすい妊婦に対しては侵襲(しんしゅう)が少ないため使用されることがあります。

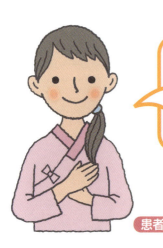

カーテンの向こうで処置をしているので、次に何をされるのか不安があり、体に力が入ってしまいます。一つひとつの処置ごとに毎回声をかけてもらえると、心の準備ができます。

患者

子宮体部細胞診

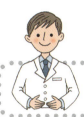

子宮体がんの有無を評価するために子宮内膜の細胞を採取する検査です。

準備物品

腟鏡診の準備（p.22参照）に以下のものを追加します。

- 子宮内膜細胞採取器具（ソフトサイト、エンドサイトなど）
- スライドガラス2枚（氏名、日付、部位を鉛筆で記載しておく）
- 検体容器（エタノール入り）
- 抗菌性物質製剤（フランセチン・T・パウダー等）

手順

① 腟鏡診の手順（p.22参照）に引き続いて行います。
② 子宮内膜細胞採取器具を医師に渡します。
③ 医師が細胞を採取したら、スライドガラスを差し出します。
④ 細胞を塗布したスライドガラスを迅速にエタノール入りの検体容器に入れます。
⑤ 必要時、消毒綿球・抗菌性物質製剤・乾綿球等を医師に渡します。

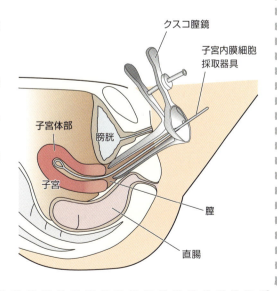

子宮頸部組織診

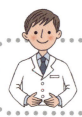

子宮頸がんの有無を評価するために子宮腟部の組織を採取します。良性悪性の最終判断材料になると共に組織型も診断します。

準備物品

腟鏡診の準備（p.22参照）に以下のものを追加します。

- 生検鉗子
- コルポスコープ（腟拡大鏡）
- 3％酢酸液（綿球を浸しておく）
- 検体容器（ホルマリン液入り、氏名・検査部位・日付等が記載されたラベルを貼っておく）
- 生理食塩水20ml
- 塩化第二鉄（またはタンポン）
- 抗菌性物質製剤（フランセチン・T・パウダー等）

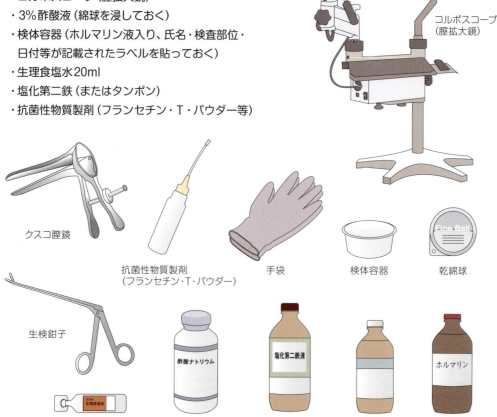

手順

①腟鏡診の手順（p.22参照）に引き続いて行います。
②医師がコルポスコープを子宮頸部に焦点を合わせたら、3％酢酸（さくさん）液入りの綿球を差し出します。

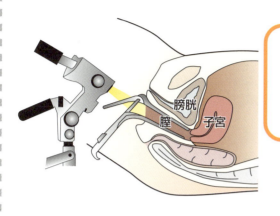

酢酸や塩化第二鉄は、腟粘膜の弱っている閉経後や授乳期の患者はしみることがあるので声かけをしましょう。

新人ナース

③生検鉗子を医師に渡します。
④採取した検体を預かります（生理食塩水入りの容器にいれてもらいます）。
⑤止血用の塩化第二鉄と綿棒またはタンポンを医師に渡します。

腟内に何を何個入れたか必ずカウント、確認しておきましょう。

先輩ナース

⑥必要時、消毒綿球・抗菌性物質製剤・乾綿球等を医師に渡します。
　・タンポンやガーゼを患者自身に抜去してもらう必要がある場合は、患者に腟から出ているタンポンの紐（またはガーゼの端）に実際に触ってもらい、いつ・何を・何個抜けばよいか説明しておきましょう。
　・検査当日は入浴を避け、シャワー浴のみとすること、出血が多い場合は早めに受診するように伝えておきましょう。
⑦終了後、採取した検体を迅速にホルマリン液入りの検体容器に入れます。
⑧検体容器に貼ってある氏名・検体名・日付等を記載したラベルが間違いないか確認し、検査室に提出します。

細胞診よりもさらに痛みが強いので、患者の状態に注意し、しっかり声かけをしましょう。

ベテランナース

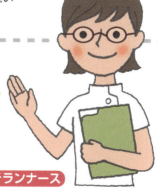

子宮体部組織診

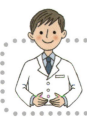

子宮体がんの有無を評価するために子宮内膜の組織を採取します。良性悪性の最終判断材料となると共に組織型も診断します。

準備物品

腟鏡診の準備（p.22参照）に以下のものを追加します。

- 子宮腟部鉗子（マルチン単鈎鉗子）
- 子宮ゾンデ
- スライドガラス2枚
- 検体容器（ホルマリン液入り）
- 生理食塩水20ml
- 抗菌性物質製剤（フランセチン・T・パウダー等）

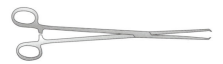

子宮把持鉗子（マルチン単鈎鉗子）

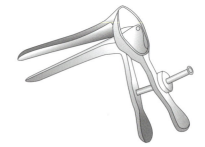

クスコ腟鏡

子宮ゾンデ

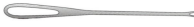

キュレット

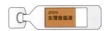

生理食塩液（20ml）

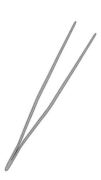

鑷子

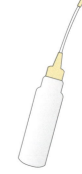

抗菌性物質製剤
（フランセチン・T・パウダー）

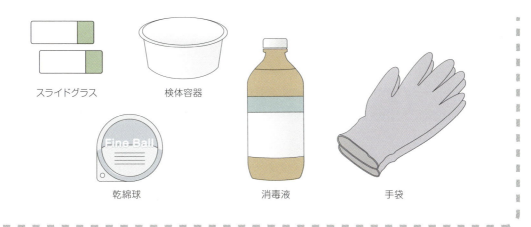

スライドグラス	検体容器		
乾綿球		消毒液	手袋

 手順

①腟鏡診の手順（p.22参照）に引き続いて行います。
②消毒液付きの綿棒を医師に差し出します（子宮頸部の消毒）。
③子宮ゾンデを医師に渡します（子宮腔長を測定）。
④キュレットを医師に渡します。

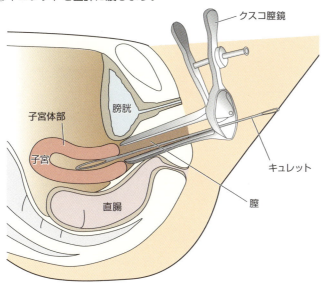

⑤必要時、消毒綿球・抗菌性物質製剤・乾綿球等を医師に渡します。
⑥採取した検体を迅速にホルマリン液入りの検体容器に入れます。
⑦検体容器に貼ってある氏名・検体名・日付等を記載したラベルに間違いないか確認し、検査室に提出します。

超音波診断法
（経腹、経腟、経直腸法）

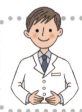
超音波診断とは、周波数の高い音波を送り、跳ね返ってくる反射波の強弱をもとに体内の状況を画像化するものです。婦人科では、経腹法のほかに経腟法、経直腸法が用いられます。

目的
子宮・卵巣の大きさや形、位置、状態（子宮内膜の厚さ、筋腫や卵巣嚢腫、腫瘍の有無や大きさなど）を知るために行います。

経腹法
腹部に超音波を当てて、臓器の異常を調べる方法です。

● **準備物品**
- 超音波診断装置（経腹超音波用プローブ）
- エコーゼリー
- 清拭用タオル
- タオルケット
- 防水シート
- 手袋

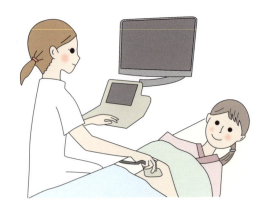

● **手順**
①膀胱に尿が溜まった状態で患者を案内します。

膀胱にたくさん尿がたまった状態でなければ、腸が邪魔になって正常な子宮や卵巣の大きさが把握できません。

ベテランナース

②診察台にあがり、仰臥位になってもらいます。
・上着は胸元まで引き上げ、下着は恥骨部分まで引き下げてもらい、タオルケットなどの掛け物で露出を最小限にします。
③診察中は腹壁を弛緩させるため、楽にゆっくりと口呼吸をするよう声かけをします。
④終了後、腹部のエコーゼリーを取り除き、清拭用タオルで拭きます。
⑤患者が診察台から降りるのを介助し、衣服を整えてもらいます。

経腟法

超音波のプローブを腟内に挿入し、卵巣や子宮内の異常を調べる方法です。

●特徴
経腹よりも子宮内の様子が観察しやすく、内膜までみることができます。

●準備物品
・超音波診断装置（経腟超音波用プローブ）
・エコーゼリー
・プローブカバー（使い捨て）
・手袋

▼経腟超音波検査

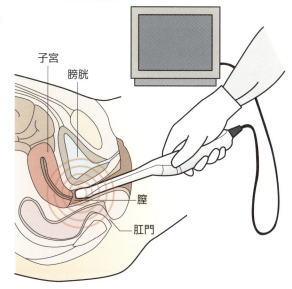

●手順
①プローブカバーにエコーゼリーを入れ、プローブに被せておきます。

体内とプローブの間をゼリーで満たすことで、空気中を伝わりにくい音波が伝わりやすくするのを助けます。

先輩ナース

②エコーを膣内に挿入して観察します。そのまま挿入できますが、必要に応じて生理食塩水やオスバン液等で先を濡らして挿入することもあります。

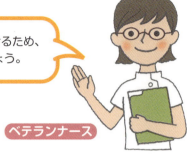

挿入時には必ず声をかけ、診察中は腹壁を弛緩させるため、楽にゆっくりと口呼吸をするよう声かけをしましょう。

ベテランナース

③終了後、局部や殿部を清拭し、患者が内診台から降りるのを介助します。

 ## 経直腸法

超音波のプローブを肛門から直腸内に挿入し、臓器の異常を調べる方法です。

●特徴

画像としては、経膣法と同じように映ります。性交歴のない人や高齢者（膣が萎縮している場合）で経膣プローブを挿入しての検査が難しい場合に行います。また、子宮内に細胞診用の採取器具や子宮頸管拡大用のラミナリア桿の挿入が難しい場合に、経直腸法で位置や状態を確認しながら処置を行う場合もあります。

●準備物品と手順

基本的には経膣法と同じです。
経膣プローブを肛門から直腸内に挿入して観察します。
挿入時の痛みを軽減させるために、ゼリーやキシロカインゼリーを塗布して挿入します。

経直腸法では、膣ではなくお尻のほうからエコーが入ることを必ず事前に説明し、挿入時も声かけ、サポートをしっかりしましょう。

先輩ナース

その他の画像診断（CT、MRI、PET）

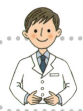

その他によく使う画像診断としてCT、MRI、PETがあります。
それぞれの目的、検査内容、注意点を理解しておきましょう。

コンピュータ断層撮影法（CT：computed tomography）

放射線（X線）を照射して、通過したX線量を情報として体内の断層撮影をする方法です。
骨やリンパ節の状態を映し出すのに適しています。

●目的
子宮・卵巣疾患の診断、位置、大きさ、形、内部構造やがんの浸潤度、転移の有無などを知るために行います。

●注意点
造影剤を使用する場合は、そのことを患者に説明し、ヨード過敏・造影剤アレルギーを確認しておきます。食事を止める必要があるか確認し、説明しておきましょう。脱水を防ぐため、水分は検査前まで摂取してもらいます。

共鳴画像法（MRI：magnetic resonance imaging）

強力な磁場と電波を利用して、体内に存在する水素イオン（水：酸素と水素イオンでできている）の密度を測定しそれを情報に体内の画像を映し出す方法です。
CTや超音波よりも、子宮・卵巣・腸などの軟部組織の状態を鮮明に見ることができます。

●目的
子宮・卵巣疾患の良悪性、骨盤内臓器や腫瘍の性状、体液貯留の有無や性質を知るために行います。

●注意点
磁石に反応する金属類（アクセサリー、入れ歯、衣服の装飾など）、磁気カードはすべて事前に外してもらいます。また、体内に埋め込み式の装置（心臓ペースメーカー、動脈クリップ、電気的人工臓器、除細動装置、脳動脈クリップ、金属製義眼、人工内耳など）がある場合は誤作動や移動する可能性があるため実施できません。刺青も熱傷の原因となるため確認しておきましょう。

陽電子放出断層撮影（PET：positron emission tomography）

放射線同位元素を含む薬剤（FDG：フルオロデオキシグルコースなど）を静脈投与し、薬剤が集積した部位から放出された放射線をもとに、その分布を画像化します。

FDG（ブドウ糖類似物質）は糖代謝が亢進している部位に薬剤が取り込まれる傾向を利用する検査であるため、脳、心臓、腎臓、膀胱、がん病巣などに集積されます。また、血糖値が高い場合は正しい結果が得られません。

●目的
腫瘍の大きさや場所の特定、転移の有無などの検索に使用されます。

●検査当日の流れ
①検査時間前最低4時間は食事を止めます（糖分の入っていない飲み物は可）。
前日から当日まで過度な運動を避けるよう説明します（疲労回復のため筋肉にブドウ糖が集まってしまいます）。
②放射性同位体（FDGなど）を注射します。
③1時間程度安静にします。
④検査室で撮影をします。

閉所恐怖症（狭いところが苦手）の人は検査が難しい場合もあるので、事前に検査環境を詳細に伝え、確認しておきましょう。

先輩ナース

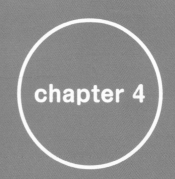

婦人科疾患の基礎知識

ここでは、婦人科で主に扱われる疾患について理解しましょう。

性器の炎症

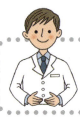

炎症の発生する部位として、外陰、膣、子宮、付属器、骨盤腹膜が挙げられます。それぞれ、炎症の原因となる菌によって治療法が異なります。

外陰炎

原因：エストロゲンの低下、帯下による汚染、生理用品や下着による刺激、性感染症

症状：瘙痒感、帯下の増加・臭いや性状の変化、粘膜の発赤・腫脹

治療：原因の除去（清潔保持、下着やナプキンの変更）、必要に応じて抗菌剤の投与

膣炎

膣炎には、原因によって様々な種類があります。

	萎縮性膣炎	細菌性膣炎	カンジダ膣炎	トリコモナス膣炎
原因	エストロゲン低下	細菌の増殖	カンジダ（真菌）	トリコモナス原虫
症状	帯下増加（黄褐色・漿液性） 瘙痒感、膣壁粘膜の萎縮、発赤、出血	帯下増加・魚臭（灰白色・クリーム状） 瘙痒感	帯下増加（白色・酒かす状、粥状） 瘙痒感	帯下増加（淡黄色・泡沫状） 瘙痒感
治療	エストロゲン製剤	抗菌薬	抗真菌薬	抗トリコモナス剤

子宮の炎症

子宮の炎症は、炎症を起こす場所によって様々な種類があります。

原因菌は様々で、菌の種類に適した抗菌剤を使用して治療します。

	子宮頸管炎	子宮内膜炎・筋層炎	子宮傍結合織炎
原因	腫瘍、性交、分娩時の頸管損傷、手術などによる機械的刺激	流産や中絶時の処置 悪性腫瘍による感染 放射線治療	分娩による損傷 広汎・準広汎子宮全摘術
症状	帯下増加・変化	発熱　下腹部痛 膿性分泌物（頸管が狭窄すると膿が滞留して子宮留囊腫となる）	発熱　下腹部痛 膀胱・腹膜刺激症状
治療	抗菌薬	抗菌薬 子宮留囊腫：排膿ドレナージ	抗菌薬

子宮付属器炎

卵管に浸出液が貯留するものと、膿が貯留するものの2種類があります。

卵管が狭窄したり、閉塞したりすることで、不妊症や子宮外妊娠の原因となります。

	卵管留水腫	卵管留膿腫
原因	細菌・クラミジアなどによる上行性感染 卵管が炎症などにより狭窄し、中間に浸出液が貯留した状態	細菌・クラミジアなどによる上行性感染 卵管が感染により狭窄し、中間に膿が貯留した状態
症状	無症状	下腹部痛　（時々発熱、嘔気）
治療	卵管開口術（ドレナージ）	抗菌薬　卵管切除術　付属器切除術

骨盤腹膜炎

卵巣は腹腔内にあるため、上行感染が卵巣まで達すると、腹腔内にも広がります。

原因	子宮内膜炎・付属器炎からの上行性感染、大腸穿孔や虫垂炎による下行性感染
症状	下腹部痛、発熱、腹膜刺激症状（筋性防御・ブルンベルグサイン〔反跳痛〕）
治療	抗菌薬、手術（子宮・付属器切除術、ドレナージ術）

更年期障害

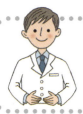

閉経前後に生じるエストロゲン低下による様々な症状（不定愁訴）のことをいいます。手術による卵巣摘出、抗がん剤や放射線治療でも同様の症状が出ることがあります。

発生機序

卵巣機能の低下に伴うエストロゲン減少で、様々な症状を引き起こします。

更年期とは？
生殖期（性成熟期）と非生殖期（老年期）の間の移行期で、卵巣機能が減退し始め、消失するまでの時期のことをいいます。一般的に閉経前後数年間で、日本の平均閉経年齢は50.5歳です。

症状

自律神経失調による様々な心身症状（不定愁訴）が出ます。

症状には、社会、環境、個人的要素も関連してくるため、個人差が大きくなります。

血管運動神経系	のぼせ、ほてり、発汗、手足の冷え、動機、めまいなど
精神神経症状	焦燥感、情緒不安定、抑うつ、不眠、頭痛など
知覚神経症状	手足のしびれ・感覚異常など
運動器官の症状	肩こり、腰痛、易疲労感など

診断

以下のような所見を総合的に見て判断します。

- **問診**
  主に月経周期に変化がないか確認します（12ヶ月以上無月経の場合を「閉経」といいます）。

- **血液検査**
  エストロゲン（エストラジオール）の低下、黄体化ホルモン（LH）の上昇、卵胞刺激ホルモン（FSH）の上昇を確認します。

- **他疾患の除外**
  症状に応じた一般診察・検査で異常がないか確認します。甲状腺ホルモンの異常や精神疾患、悪性腫瘍などで似たような症状を訴えることがあります。

治療

主に薬物療法と心理療法が用いられます。

- **薬物療法**
  ホルモン補充療法：エストロゲン、プロゲステロンを処方します。
  向精神薬　　　　：抗うつ薬、抗不安薬を処方します。
  漢方薬・鍼灸（しんきゅう）：症状に合った処方をします。

- **心理療法**
  カウンセリングなどを行います。

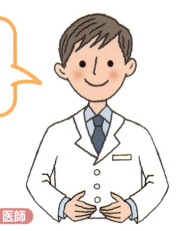

ホルモン補充療法は、エストロゲン依存性の悪性腫瘍（乳がん、子宮体がんなど）、血栓症、重症肝機能障害のある人は、疾患を悪化させる可能性があるため使用できません。

骨盤臓器脱
（子宮下垂、子宮脱）

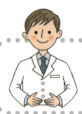
子宮が正常位置よりも下垂したり、子宮の一部や全体が膣入口から体外に脱出した状態をいいます。

発生機序（原因）

閉経後エストロゲン低下による骨盤支持組織（靭帯や結合組織、筋肉）の脆弱化です。

妊娠や分娩による子宮支持組織の損傷や脆弱化によって起こります。

▼子宮脱

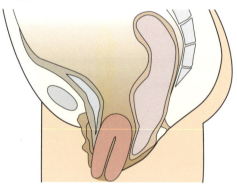

膀胱瘤や直腸瘤を合併することもあります。

▼膀胱瘤

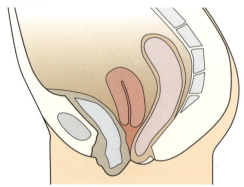

▼直腸瘤

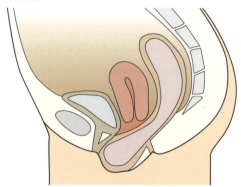

症状

帯下の増加、性器出血、子宮下垂感、外陰部腫瘤感(がいんぶしゅりゅうかん)、排尿・排便障害、尿失禁などの症状が出現します。

診断

視診・内診で子宮の下垂、脱出を確認します。

治療

年齢や生活状況、周辺臓器への影響などを考慮しながら、治療方法を選択します。

● **保存的治療**

ペッサリー：膣内に様々な大きさのリング（ペッサリー）を挿入し、リングが膣出口にひっかかることで子宮などの脱出を防ぎます（一時的矯正）。

エストロゲン補充療法：閉経女性の膣壁強度を上げたり、ペッサリーによる膣壁びらんの治療を目的とします。

骨盤底筋体操：骨盤底筋を鍛えることで進行を防ぎます。

● **手術療法**

根治術：膣式子宮全摘術＋前膣壁(ぜんちつへき)形成術＋後膣壁会陰(こうちつへきえいん)形成術が主な術式となります。

メッシュ手術：骨盤底筋組織や尿道などの臓器の下にメッシュを入れて挙上します。

膣閉鎖術：前後の膣壁を縫い合わせます（性生活の継続希望がない場合に行います）。

腹腔鏡下仙骨膣固定術(ふくくうきょうかせんこつちつこていじゅつ)：子宮の上半分を切除し、残りの子宮と膣壁の前後にメッシュを縫いつけて引きあげ、仙骨に固定します（2016年4月に保険収載されました）。

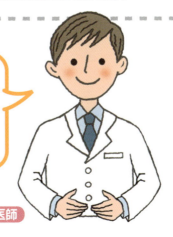

> 骨盤臓器脱は、出産経験のある女性の半数程度が、生涯のうち一度は悩まされると言われるくらい多い疾患ですが、膀胱炎と勘違いしたり、羞恥心から受診が遅れることもあります。

医師

子宮筋腫

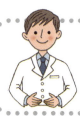

子宮筋腫とは平滑筋に発生する良性腫瘍です。
30歳以上の女性の20～30％、極小さなものを合わせると75％に見られます。

発生機序

発生、進行にエストロゲンが関与する、エストロゲン依存性の疾患です。

多発することは多いですが、悪性化することはほとんどありません。

エストロゲン依存性のため、一般的に閉経後には縮小していきます。閉経後の発生頻度も低くなります。

部位	漿膜下	筋層内	粘膜下
頻度	10～20％	約70％	5～10％
場所	子宮の外側（子宮漿膜の直下）	子宮筋層内	子宮腔内（子宮内膜の直下）
特徴	無症状のことが多い	多発しやすい	症状が強い

症状

無症状で経過し、健診時に発見されることも多いですが、大きさや部位によって様々な症状が出ることがあります。

	不正性器出血	過多月経	月経困難症	圧迫症状	疼痛	不育・不妊症
漿膜下	△	△	△	○	茎捻転、変性	△
筋層内	○	○	△	○	変性	△
粘膜下	◎	◎	○	△	筋腫分娩時の陣痛様疼痛	◎

◎：強くみられる　○：みられる　△：みられることがある

（日本産科婦人科学会編：産婦人科研修の必修知識2016-2018. 日本産科婦人科学会, 2016, 536. より引用）

診断

以下のような所見を総合的に見て診断します。

内診　　　：子宮の大きさや腫瘤の触知を確認します。
超音波検査：境界明瞭な腫瘤を確認します。
MRI検査　：境界明瞭な腫瘤の確認し、子宮平滑筋肉腫との鑑別を行います。
子宮鏡検査：粘膜下筋種の診断時に行います。

子宮平滑筋肉腫との鑑別

子宮筋腫と同じく平滑筋から発生する悪性腫瘍である「子宮平滑筋肉腫」との鑑別が必要となります。

これら2つの腫瘍は鑑別するのが難しく、以下の所見があれば、悪性を疑います。

●子宮肉腫を疑う所見
・血液検査でLDHが上昇する
・閉経後にも増大する
・MRIのT1強調画像で、高信号（筋種は低信号）

が見られる

治療

腫瘍の大きさや症状、妊娠の希望などを考慮しながら治療方法を選択します。

- **経過観察**
  腫瘍が小さく、明らかに良性、無症状、挙児(子供を持つこと)希望のない場合

- **対症療法**
  鉄剤、鎮痛薬、漢方薬、低容量ピル

- **薬物療法**
  GmRH(GnRHアゴニスト)
  低エストロゲン(偽閉経)状態にして筋種を縮小させます。

- **手術療法**
  ・挙児希望あり　筋腫核出術(腹式、膣式、腹腔鏡下、子宮鏡下)
  ・挙児希望なし　単純子宮全摘術

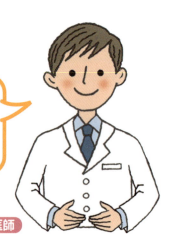

手術を希望しない場合、子宮動脈塞栓(UAE:子宮動脈の血流を遮断し、筋種を縮小させる)、集束超音波療法(FUS)を行うこともあります。

医師

子宮内膜症

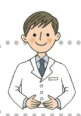
子宮内膜様の組織が子宮内腔以外の部分に発生するもので、子宮筋層内に発生したものについては「子宮腺筋症」といいます。

発生機序

発生、進行にエストロゲンが関与するエストロゲン依存性の疾患で、性成熟期（20〜40歳代）に多く見られます。

症状と診断

不妊、月経痛、骨盤痛、性交痛、排便痛など、発生部位により症状が多少異なります。

卵巣、腹膜、ダグラス窩に発生し、月経周期の変化に応じて増大します。

	腹膜病変	卵巣チョコレート嚢腫
症状	不妊	月経痛　骨盤痛
診断方法	腹腔鏡（無症状のため、原因不明の不妊の時に疑う）	超音波 MRI 膣・直腸双合診 腫瘍マーカー（CA125）

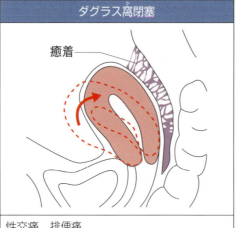

症状	性交痛　排便痛
診断方法	腟・直腸双合診 超音波 MRI 腫瘍マーカー（CA125）

治療

　疼痛の軽減、不妊の改善が主目的となるため、挙児希望や症状の強さを考慮して治療方法を選択します。

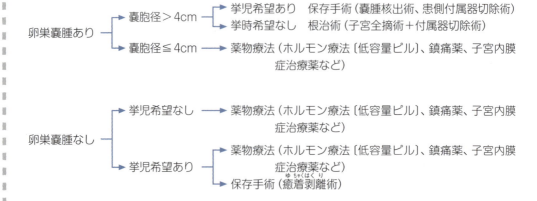

子宮頸がん

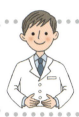

ヒトパピローマウイルス（HPV）が性交渉により子宮頸部に感染することによって発生するがんです。主な治療として、手術と同時化学放射線療法（CCRT）があります。

発生機序（原因）

ヒトパピローマウイルス（HPV）が子宮頸部に感染することによって発生します。
75％が扁平上皮がんで25％が腺がんです。

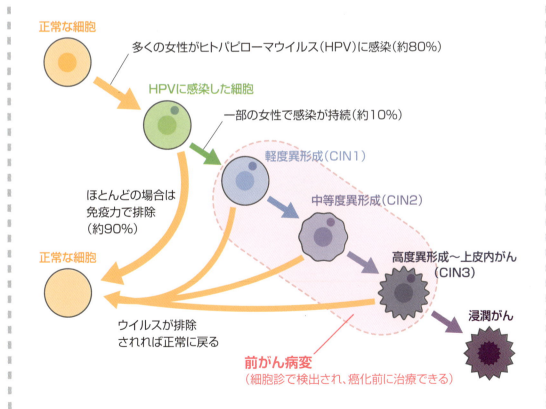

参考文献：今野良監修　子宮がんは100％予防できる　月刊ナーシング28（7）．2008

症状

初期の段階では無症状のことが多く、進行してくると不正性器出血、性交後出血が見られることがあります。

診断

以下の検査、所見を総合的に見て診断します。

腫瘍マーカー：扁平上皮がんではSCC、腺がんではCEAやCA19-9の上昇が見られます。
子宮頸部細胞診：本文32ページ参照。
コルポスコピー・生検：本文36ページ参照。

内診で病変を確認した場合や、細胞診の結果に疑いがある場合に行います。子宮頸部を観察し、病変部を一部切除し、病理検査に出します。

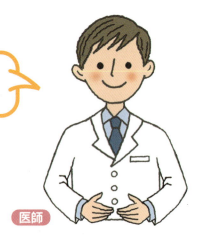

子宮頸がんによる死亡の90％は、「がん検診」による早期発見で防げます。

医師

治療

●病期分類と治療

0期：異形成〜上皮内がん　前がん状態

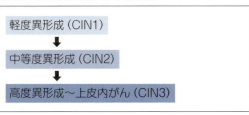

| 治療 | 子宮頸部円錐切除術 |

Ⅰ期：病変が子宮頸部に限局している。

▼5年生存率：92.4％

ⅠA：組織学的にのみ診断可能なもの	ⅠB：肉眼的に明らか、ⅠA2期より大きい
ⅠA1：浸潤の深さ3mm、広がり7mmまで ⅠA2：浸潤の深さ3.1〜5mm、広がり7mmまで	ⅠB1：病巣が4cm以内のもの ⅠB2：病巣が4cmを超えるもの
単純子宮全摘術、準広汎子宮全摘術	広汎子宮全摘術 同時化学放射線療法、放射線治療（単独）

(治療行の見出し: 治療)

Ⅱ期：頸部を越えて広がっているが、骨盤壁、または腟壁下1/3には達していないもの。

▼5年生存率：78%

ⅡA：腟壁浸潤があるが、子宮傍組織浸潤なし	ⅡB：子宮傍組織浸潤が認められる
ⅡA1：病巣が4cm以下のもの ⅡA2：病巣が4cmを超えるもの	
治療：広汎子宮全摘術　同時化学放射線療法、放射線治療（単独）	広汎子宮全摘術　同時化学放射線療法、放射線治療（単独）

Ⅲ期：がん浸潤が骨盤壁まで達するもので、腫瘍塊と骨盤壁との間にcancer free spaceを残さない。または、腟壁浸潤が下1/3に達するもの。

▼5年生存率：58.6%

ⅢA：腟壁浸潤は1/3までに達するが、子宮傍組織浸潤は骨盤壁まで達していないもの	ⅢB：子宮傍組織浸潤が骨盤壁にまで達しているもの。または、明らかな水腎症や無機能腎を認めるもの
治療：同時化学放射線療法、放射線治療（単独）	同時化学放射線療法、放射線治療（単独）

Ⅳ期：がんが小骨盤を越えて広がるか、膀胱、直腸の粘膜を侵すもの。

▼5年生存率：19.5%

ⅣA：膀胱、直腸の粘膜へ浸潤があるもの

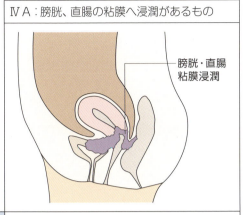

膀胱・直腸粘膜浸潤

| 治療 | 同時化学放射線療法、放射線治療（単独） |

ⅣB：小骨盤を越えて広がるもの

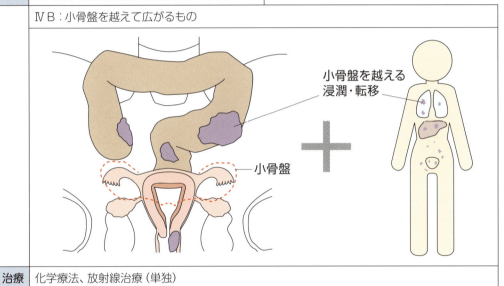

小骨盤を越える浸潤・転移

小骨盤

| 治療 | 化学療法、放射線治療（単独） |

※5年生存率は全国がんセンター協議会の生存率共同調査（2016年2月集計）

子宮体がん

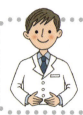

子宮体部の内膜から発生するがんです。
80％以上がエストロゲン依存性の類内膜腺がんです。主な治療は手術（子宮全摘出術＋両側付属器切除術）となります。

発生機序

エストロゲン依存性の類内膜腺がんは、発生にエストロゲンが関与するため、閉経が遅い、妊娠・出産経験がない、肥満、高血圧、糖尿病などがリスクとなります。

また、子宮内膜異型増殖症の約20％はがんに移行するため、子宮体がんの前癌病変ともいわれます。

症状

不正性器出血が、ほとんどの人に見られます。

診断

以下の検査、所見を総合的に見て診断します。

子宮体部組織診：本文38ページ参照。
子宮体部細胞診：本文35ページ参照。
経腟超音波　　：
子宮内膜が肥厚している場合に子宮体がんを疑います（月経前は周期による肥厚もあるので注意：p.14参照）。

●組織型分類

類内膜腺がん（全体の80％）、漿液性腺がん、明細胞腺がん、漿液性がんの４つの種類があります。

●類内膜腺がんの組織学的分化度

すべての類内膜腺がんは、腺がん成分の形態によってGrade1, 2, 3に分類されます。

この分化度は、予後とよく相関し、分化度が低いほど予後不良とされています。

Grade1（高分化）	充実性増殖の占める割合が腺がん成分の5%以下であるもの
Grade2（中分化）	充実性増殖の占める割合が腺がん成分の6〜50%以下のもの。あるいは、充実性増殖の割合が5%以下でも細胞異形の著しく強いもの。
Grade3（低分化）	充実性増殖の占める割合が腺がん成分の50%を超えるもの。あるいは、充実性増殖の割合が6〜50%でも細胞異形の著しく強いもの。

進行期分類と治療

子宮体がんの予後は筋層浸潤の深さとリンパ節転移の有無に影響を受けるため、進行期は、それらが確定する手術後の病理診断を待って決定されます。

●手術進行期分類と治療法

0期：子宮内膜異形増殖症　　5年生存率：100%

Ⅰ期：病変が子宮体部に限局するもの

▼5年生存率：94.9%

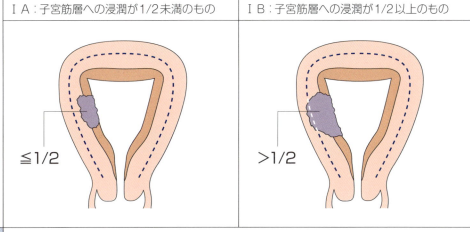

ⅠA：子宮筋層への浸潤が1/2未満のもの	ⅠB：子宮筋層への浸潤が1/2以上のもの
≦1/2	>1/2

治療	手術療法：単純子宮全摘術＋両側付属器切除術（＋骨盤リンパ節・傍大リンパ節郭清）

Ⅱ期：がんが頸部間質に浸潤するが、子宮を越えていないもの

▼5年生存率：90%

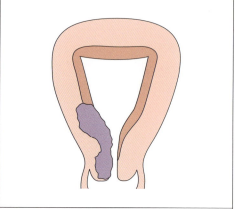

治療	手術療法：単純子宮全摘術＋両側付属器切除術（＋骨盤リンパ節・傍大リンパ節郭清）

Ⅲ期：がんが子宮外に広がるが、小骨盤を越えていないもの。または、所属リンパ節転移があるもの

▼5年生存率：68.3%

ⅢA：子宮漿膜ならびに/あるいは付属器を侵すもの	ⅢB：膣ならびに/あるいは子宮傍組織へ広がるもの	ⅢC：骨盤リンパ節ならびに/あるいは傍大動脈リンパ節転移があるもの
		ⅢC1：骨盤リンパ節陽性のもの ⅢC2：傍大動脈リンパ節陽性のもの

治療	手術療法　　：単純子宮全摘術＋両側付属器切除術（＋骨盤リンパ節・傍大リンパ節郭清） 手術不能例：化学療法・放射線療法

Ⅳ期：がんが小骨盤腔を越えているか、明らかに膀胱ならびに/あるいは腸粘膜を侵すもの、ならびに/あるいは遠隔転移のあるもの

▼5年生存率：16.8%

ⅣA：膀胱ならびに/あるいは腸粘膜浸潤のあるもの	ⅣB：腹腔内ならびに/あるいは鼠径リンパ節転移を含む遠隔転移のあるもの
	遠隔転移
治療	手術療法　　：単純子宮全摘術＋両側付属器切除術（＋骨盤リンパ節・傍大リンパ節郭清） 手術不能例：化学療法・放射線療法

※5年生存率は全国がんセンター協議会の生存率共同調査（2016年2月集計）

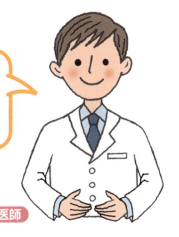

リンパ節郭清は進行期を正しく把握するために行います。また、手術で再発リスク判定し、中・高リスクの場合は追加治療（化学療法・放射線療法）を行います。

医師

卵巣腫瘍

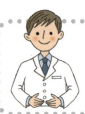

卵巣は細胞分裂が盛んなため、多様な種類の腫瘍が発生します。また、症状も現れにくく、腫瘍がかなり大きくなってから発見されることも少なくありません。

発生機序

どこから発生するかで大きく3つに分類され、さらに病理学的に良性、境界悪性、悪性に分類されます。

	良性腫瘍	境界悪性腫瘍	悪性腫瘍
表層上皮性・間質性腫瘍	漿液性腺腫、粘液性腺腫、類内膜腺腫、明細胞腺腫、腺繊維腫、漿液性表在性乳頭腫、ブレンナー腫瘍	漿液性境界悪性腫瘍、粘液性境界悪性腫瘍、類内膜境界悪性腫瘍、明細胞境界悪性腫瘍、境界悪性腺繊維腫、漿液性表在性境界悪性腫瘍、境界悪性ブレンナー腫瘍	漿液性腺癌、粘液性腺癌、類内膜腺癌、明細胞腺癌、腺癌繊維腫、癌肉腫、腺肉腫、未分化卵巣肉腫、悪性ブレンナー腫瘍、移行上皮癌、未分化癌
性索間質性腫瘍	莢膜細胞腫、繊維腫、硬化性間質性腫瘍、Seltri・間質細胞腫瘍（高分化型）、Leydig細胞腫、輪状細管を伴う性索腫瘍	顆粒膜細胞腫、Seltri・間質細胞腫瘍（中分化型）、ステロイド細胞腫瘍（Leydig細胞腫、間質性黄体腫を除く）、ギナンドロプラストーマ	繊維肉腫、Seltri・間質細胞腫瘍（低分化型）
胚細胞腫瘍	成熟嚢胞性奇形種（皮様嚢腫）、成熟充実性奇形種、卵巣甲状腺腫	未熟奇形種（G1, G2）、カルチノイド	ディスジャーミノーマ、卵黄嚢腫瘍、胎芽性癌、絨毛癌、未熟奇形種（G3）、悪性転化を伴う成熟嚢胞性奇形種
その他	腺腫様腫瘍	性腺芽腫（純粋型）	小細胞癌、大細胞神経内分泌癌、肝様癌

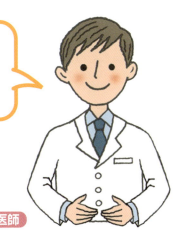

境界悪性腫瘍とは、悪性度の低い癌です。基本的には局所（卵巣や腹腔内）にとどまり、再発率も悪性腫瘍に比べると低くなります。

医師

症状

かなり増大するまで無症状で経過することが多いです。

他部位の検診で偶然発見されることが多く、腫瘍がかなり大きくなってから腹部膨満感や腫瘤感、茎捻転や破裂による急性腹症を起こして発見されることもあります。

●茎捻転（けいねんてん）による急性腹症

腹腔内にぶらさがった状態の卵巣は、大きくなると振り子のように揺れやすくなります。

卵巣動静脈と固有靭帯がねじれてしまった場合には虚血で卵巣が壊死し、とてつもない痛みが生じます。治療までの時間が経過してしまうと温存することが難しくなります。

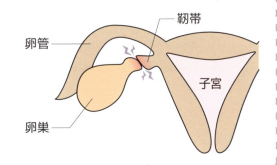

診断

以下の検査、所見を総合的に見て診断します。

内診：腫瘍を触知します。
腫瘍マーカー（血液検査）：組織型の推定、良悪性の判断をします。
・CA125：漿液性嚢胞腺腫
・CEA、CA19-9：粘液性嚢胞腺腫
・CA19-9：成熟嚢胞性奇形腫
・エストロゲン：莢膜細胞腫
・アンドロゲン：Seltri・間質細胞腫瘍、Leydig細胞腫
・超音波検査・MRI：組織型、良悪性、大きさ、進展の評価をします。

● 卵巣腫瘍の画像上の特徴

	良性	悪性
内部の状態	囊胞性、単房性	充実性、多房性
腫瘍表面	整	不整、癒着あり
壁	薄い、均一	肥厚している部分がある

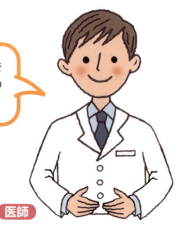

卵巣は体外と連絡しておらず、術前に組織を採取して検査する病理診断ができないため画像検査で組織型を推定します。

医師

 ## 治療

基本的な治療方法は手術となります。

●手術

腫瘍を摘出して組織診断を行います。
　良悪性、年齢・大きさ・癒着の程度などを考慮して、卵巣摘出術・付属器摘出術を行います。

妊孕性(にんようせい)を温存する場合は、卵巣腫瘍摘出術を行います(術中に組織の一部を迅速組織診断に出し、その結果次第で術式を決定することもあります)。

卵巣がん

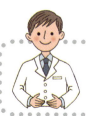

卵巣腫瘍と同じく多くの種類が存在します。多くは無症状で経過し、かなり進行してから発見されることが多いです。

発生機序（原因）

卵巣がんの分類も卵巣腫瘍の分類と同じです（p.66参照）。

悪性の表層上皮性・間質性腫瘍のことを一般的に「卵巣がん」と呼びます。

これらは卵巣の表面に発生するものです。

症状

卵巣腫瘍と同じく自覚症状がないことが多く卵巣の機能も損なわれないので、かなり進行してから発見されることが多いです。

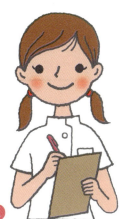

卵巣がんの約10％は、遺伝子（BRCA1、BRCA2）の変異による「遺伝性乳卵巣がん」と言われています。

新人ナース

診断

診断方法は、卵巣腫瘍と同様です（p.67参照）。

進行期分類（日産婦2014, FIGO 2014）
　Ⅰ期：卵巣内あるいは卵管内限局発育

▼5年生存率：87.4%

Ⅰa：片側の卵巣（被膜破綻がない）あるいは卵管に限局し、被膜表面浸潤がなく、腹水または洗浄液の細胞診で悪性細胞を認めないもの	Ⅰb：両側の卵巣（被膜破綻がない）あるいは卵管に限局し、被膜表面浸潤がなく、腹水または洗浄液の細胞診で悪性細胞を認めないもの	Ⅰc：片側・両側に卵巣あるいは卵管に限局するが、以下のいずれかが認められる場合 Ⅰc1：手術操作による被膜破綻 Ⅰc2：自然被膜破綻あるいは被膜表面への浸潤 Ⅰc3：腹水または腹腔洗浄細胞診に悪性細胞が認められる

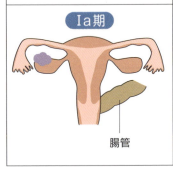
Ⅰa期
腸管

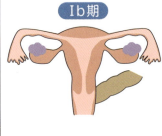
Ⅰb期

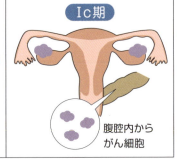
Ⅰc期
腹腔内からがん細胞

　Ⅱ期：腫瘍が一側または両側の卵巣あるいは卵管に存在し、さらに骨盤内への進展を認めるもの。あるいは原発性腹膜がん

▼5年生存率：66.4%

Ⅱa：進展ならびに/あるいは転移が子宮ならびに/あるいは卵管ならびに/あるいは卵巣に及ぶもの	Ⅱb：他の骨盤部腹腔内臓器に進展するもの

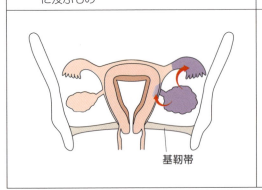
基靭帯

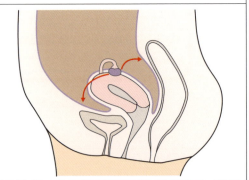

Ⅲ期：腫瘍が一側または両側の卵巣あるいは卵管に存在し、あるいは原発性腹膜がんで、細胞学的あるいは組織学的に確認された骨盤外への腹膜播種ならびに/あるいは後腹膜リンパ節転移を認めるもの。

▼5年生存率：44.2％

Ⅲa1：後腹膜リンパ節転移陽性のみを認めるもの 　i）転移巣最大径10mm以下 　ii）転移巣最大径10mmを超える Ⅲa2：後腹膜リンパ節転移の有無に関わらず、骨盤外に顕微鏡的播種を認める	Ⅲb：後腹膜リンパ節転移の有無に関わらず、最大径2cm以下の腹腔内播種を認めるもの	Ⅲc：後腹膜リンパ節転移の有無に関わらず、最大径2cm以上の腹腔内播種を認めるもの

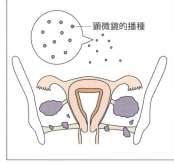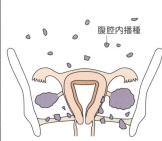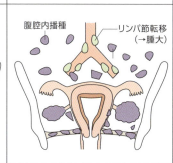

Ⅳ期：腹膜播種を除く遠隔転移

▼5年生存率：28.3％

Ⅳa：胸水内に悪性腫瘍を認める	Ⅳb：実質転移ならびに腹腔外臓器（鼠径リンパ節ならびに腹腔外リンパ節を含む）に転移を認めるもの

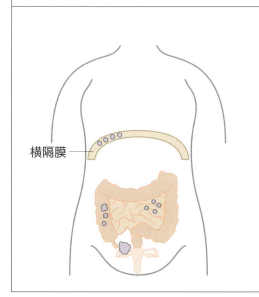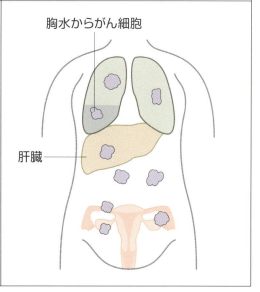

日本産婦人科学会・日本病理学会編 「卵巣腫瘍、卵巣癌、腹膜癌取り扱い規約」 病理編　第1版（2016）より引用

治療

治療の基本は手術となります。
腫瘍や全身の状態を見て前後に化学療法を行います。

●手術

●基本的な術式
・単純子宮全摘＋両側付属器切除術＋大網部分切除術＋リンパ節郭清（骨盤リンパ節・傍大動脈リンパ節）

●完全摘出が難しい場合
・腫瘍減量術（PDS：primary debulking surgery）➡化学療法
・試験開腹➡組織診断による組織型の特定➡術前化学療法（NAC：neo adjuvant chemotherapy）➡手術（IDS：interval debulking surgery）

●大量腹水・全身状態不良・血栓症などで手術困難な場合
・術前化学療法（NAC）➡手術（IDS）

●境界悪性の場合
・進行がゆっくりであるため抗がん剤は効果がなく、手術で完全に摘出します。
・妊孕性（にんようせい）を温存したい場合は、片方の付属器切除＋大網切除のみ行うこともあります。

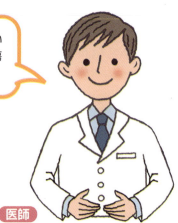

残存腫瘍が小さいほど予後が良いといわれているため、手術では最大限の腫瘍減量を行うのが原則とされています。

医師

術前術後の看護

本項の内容を参考に、各病院に適した方法で
術前術後の準備、観察を行ってみましょう。

手術前の看護

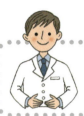

手術前は、医師からの説明や様々な検査が行われ、不安や緊張が強くなります。説明の理解を助け、不安な気持ちに寄り添いましょう。

➕ 術前説明内容と理解の確認

術前には、医師から患者へ予定手術の詳細や病状など、専門的な内容の説明がなされます。

●術前説明への同席

医師から患者へ手術についての説明がなされる際には、できる限り同席し、医師からどのような説明がされたか、患者が内容を理解できているかを確認しましょう。

●麻酔科の術前診察

麻酔科医からの説明が理解できたか、聞けなかったことや伝え忘れたことはないか確認します。

食事や飲水を止める時間、内服薬の継続・中止についての指示を確認し、患者が守れるように伝えます。

●手術同意書類の預かり

預かったら、記載内容・署名が適切かを確認し、保管します。

●患者の説明理解の確認と補足説明

医師には聞きづらいこともあります。聞けなかったことや理解できなかった部分などがあれば、説明を加えたり、後日医師に確認するなどして納得がいくまで理解できるようサポートしましょう。

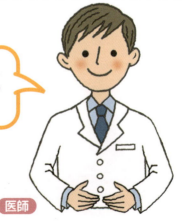

全身麻酔の際に、胃内容物の逆流、肺へ流れての肺炎にならないように麻酔科が食止め指示を出します。

医師

術前オリエンテーション

　手術前に準備してもらう物（腹帯やT字帯など）、術前の検査や術当日の流れ、術後の状態や一般的な経過をイメージできるようにパンフレット等を用いて説明します。以下のような内容も含みます。

・**合併症予防訓練**：肺合併症を予防するための呼吸訓練やDVT（深部静脈血栓症）を予防するための臥床中の下肢の運動、術後の起き上がり方などについてデモンストレーションを交えながら説明します。
・**不安の傾聴**：術前は、誰もが少なからず不安な気持ちになります。気持ちを表出できるようにゆっくり話を聞き、不安の軽減に努めましょう。
・**手術室看護師による術前訪問**：手術中に担当する看護師が挨拶を兼ねて訪問します。殺風景な手術室でも、見たことのある顔があるだけで、少し気持ちが楽になるものです。

術後の肺活量は下腹部の手術で25%程度落ちるといわれています。術後に深呼吸を行うことで、肺の再膨張を促進し、肺胞の虚脱を防止することができ、肺合併症の予防へとつながります。

先輩ナース

体毛処理・臍処置

　切開、縫合の邪魔になるため、術式に応じて必要な範囲の体毛を短くカットします。

　また、感染予防のため、オリーブオイル・綿棒などで臍の中をきれいにします。

内服薬の中止・継続指示の確認

　手術に伴って中止、変更する必要のある内服薬には、以下のようなものがあります。

血糖降下薬：低血糖を防ぐため、食事を止めてからは内服しません。
抗凝固薬、抗血小板薬：手術中出血量を増やしたり、術後の止血を妨げたりするために早めに中止します。
降圧剤　　：種類によっては術当日の朝まで内服するものもあります。
ピル　　　：術後の安静により血栓のリスクが高まるため、手術前1ヶ月間は休薬します。

病院での取り決め事項がある場合もあります。確認しておきましょう。

手術当日の看護

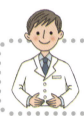

手術当日は、手術が万全の状態で間違いなく行えるように準備をしていきます。同時に、患者や家族の不安な気持ちに寄り添いましょう。

 術直前の準備と確認

以下のようなことを患者に声をかけながら準備、確認していきます。

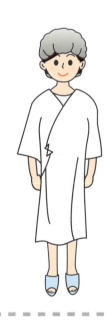

☐ 全身状態の観察：バイタルサインの測定、全身状態を観察し、手術を受けられる状態であるか最終確認します。
☐ 排尿を済ませ、手術着に着替えてもらいます。
　ショーツ以外の下着はつけず、弾性ストッキングを着用してもらいます。
☐ アクセサリー（結婚指輪も）、メガネ、コンタクト、義歯を外しているか確認します。
☐ 化粧、マニキュアは落としているか確認します。
☐ リストバンドが装着されているか、内容に間違えがないか確認します。
☐ 患者を手術室に案内し、手術室看護師に申し送りをします。
　・患者に名乗ってもらい、2者でリストバンドの内容が正確か確認します。
　・病名、予定術式、アレルギーや主な既往症、当日の内服、当日までの様子や全身状態などを申し送ります。

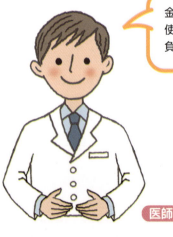

金属類を身につけていると、電気メス使用時に電流が流れてしまい、火傷を負うことがあります。

医師

化粧はチアノーゼの観察の妨げになります。また、マニキュアはSpO_2を計る際に光を通しにくくすることで、低値になることがあります。

先輩ナース

術後ベッドの準備

手術室から帰室する際の必要物品をベッド上に準備しておきます。

- 酸素ボンベ（移動時に使用します）：流量計の動きと残量を確認しておきましょう
- 酸素マスク
- 防水シーツ
- 手術着　T字帯　腹帯（創部保護、疼痛（とうつう）予防、ドレーン抜去防止のため）
- 布団・電気毛布
- 点滴棒（ベッド設置用）
- ガーグルベースン（麻酔の影響で嘔気（おうき）・嘔吐が誘発されやすい状態にあります）
- パルスオキシメータ（帰室までの間、酸素飽和度を観察します）
- ベッドの高さを最高まで上げておく（手術台からの移動が行いやすいように）

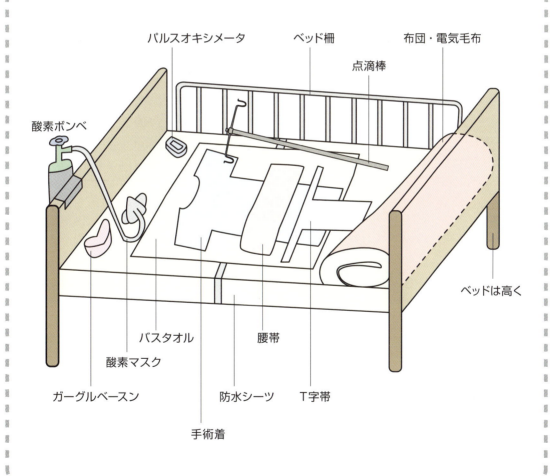

術後病室の準備

　ベッド周囲の必要物品を病室に準備しておきます。

- 吸引セット（吸引器、吸引チューブ、蒸留水、手袋）　嘔吐時に備えます
- 酸素コネクター（流量計）
- 心電図モニター（パッチ、パルスオキシメータ、マンシェット）
  作動確認、氏名等の入力、ナースステーション親機のモニター表示確認もしておきます。
- 点滴台（必要に応じて輸液ポンプの設置）

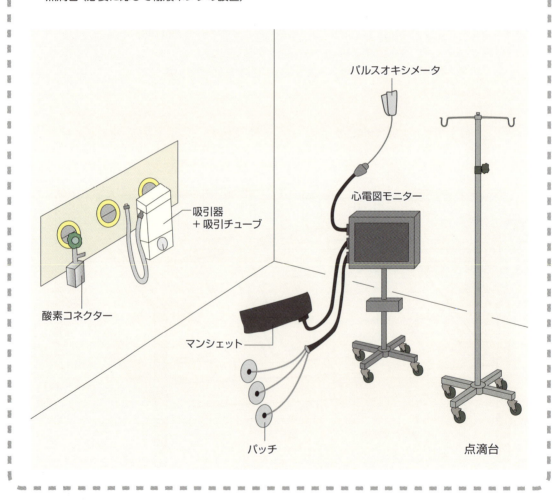

手術直後の看護

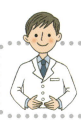

手術直後は、観察することが多くあります。効率的に観察するため、優先順位を考えながら、事前にシュミレーションしておくことも有効です。

術直後（帰室時）の処置と観察

以下のような内容を素早く、確実に観察していきます。

- 手術内容の把握：手術室からの申し送り時に確認
  実際の術式（予定術式から変更した場合は理由）、手術時間、出血量、麻酔の種類、合併症、酸素投与量、輸液の内容と滴下、覚醒状態）
- モニター装着
- バイタルサインの測定
- 呼吸音、腸蠕動音の聴取
- 創部の状態、出血の確認
- ドレーンの確認（挿入部位、排液の量・色・性状、固定、屈曲や圧迫がないか、J-VAC使用時は陰圧がかかっているか）
- 性器出血の確認
- 尿道留置カテーテルの確認（尿量・性状・流出、固定、屈曲や圧迫がないか）
- 褥瘡の有無・程度の確認
- 疼痛の有無・程度の確認
- 疼痛管理の方法の確認（PCAポンプの場合は設定・残量確認、硬膜外チューブが入っている場合は、刺入部と残量確認）
- 輸液管理
- 酸素ボンベから中央配管への接続切り替え、酸素流量確認
- フットポンプ装着
- 電気毛布の温度調整

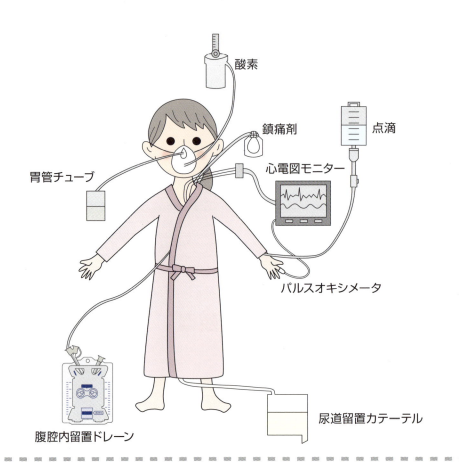

手術後翌朝までの観察と看護

術後、翌朝までは、特に以下のような項目は注意して観察します。

- 出血、尿量、ドレーン排液の性状観察
- バイタルサインの測定
- 覚醒状況の確認
- 疼痛管理
- 体位変換の介助・褥瘡予防

覚醒状態に応じてうがいや、許可がある場合には飲水を介助します。
臥床状態ですので、ガーグルベースンをしっかり顔に当て、吸い飲みを使います。

先輩ナース

術後ドレーン管理

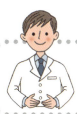

婦人科の手術でドレーンが挿入されるのは、主に悪性腫瘍の手術時です。挿入部位や目的を理解して、効果的にドレナージできるようにしましょう。

ドレーン管理・観察のポイント

以下の4つのポイントをおさえておきましょう。

- **屈曲・閉塞していないか**
  - ドレーンを端から端まで辿って確認します。
  - ドレーン内に組織塊などが詰まっていないか（詰まっているときはミルキングします）。
  - 排液量は増えているか、定期的に量を観察します。

- **抜去されていないか**
  - 固定がしっかりされているか確認します（固定部の皮膚障害にも気を付けましょう）。

- **排液の量や性状はどのようなものか**
  - 定期的に観察し、量の増減や性状の変化に注意します。

- **感染兆候はないか**
  - 刺入部の発赤・熱感・浸出液・疼痛がないか確認します。

ドレーン挿入部位と適応

婦人科疾患で、ドレーンを挿入する部位は主に4ヶ所あります。

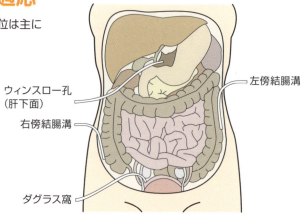

- ウィンスロー孔（肝下面）
- 右傍結腸溝
- 左傍結腸溝
- ダグラス窩

適応		目的
広汎子宮全摘術＋リンパ節郭清術	予防的ドレナージ	血液貯留による血腫・リンパ液貯留によるリンパ嚢胞の予防
	情報的ドレナージ	術後出血、感染兆候の有無の観察
子宮留膿腫、卵管留膿腫、卵巣嚢腫、ダグラス窩膿瘍、骨盤腹膜炎　その他の嚢胞、膿瘍	治療的ドレナージ	膿瘍・浸出液の排出　洗浄、薬液注入

排液方法の種類

婦人科では、陰圧をかけて排液を促すタイプの排液バッグがよく使われます。

●J-VAC
容器内のバネの力で陰圧を生じさせ、排液を促します。

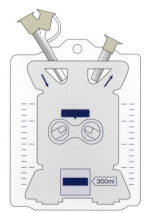

●SBバッグ
ボトル内のバルーンが収縮するときの力を利用してボトル内に陰圧をかけ、排液を促します。

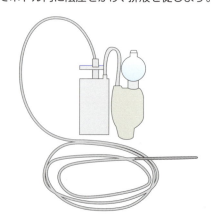

術後疼痛の管理

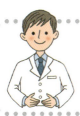

術後の痛みは患者にとって苦痛となるだけでなく、離床を遅らせたり、浅い呼吸や咳の回避から呼吸機能の回復を遅らせたりといった悪影響をもたらします。

術後の疼痛管理のポイント

手術後の疼痛の感じ方には個人差があり、術後1～5日程度で軽減していきます。

鎮痛剤の副作用が最小限になるように気を付け、副作用が強く出るようであれば、鎮痛剤の種類の変更を検討しましょう。

● 術後疼痛管理の目標
- 安静時には、安静状態を保てる
- 深呼吸や咳（痰の喀出）が妨げられない
- 体位交換や歩行が妨げられない

iv-PCA (patient controlled analgesia)

PCAポンプで持続的に鎮痛薬（フェンタニルなど）を静脈投与（点滴）しつつ、疼痛増強時には患者が自分でボタンを押すことによって追加（ボーラス）投与することができます。麻酔科医によって持続投与量、ボーラス1回投与量、次回ボーラスまでのロックアウトタイム（ボタンを押せない時間）が設定されます。

▼PCA

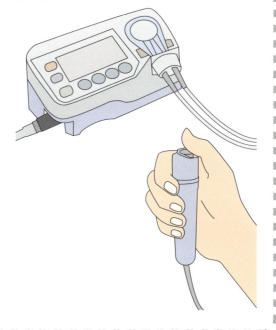

● 副作用・合併症
フェンタニルによる嘔気・嘔吐が出ることがあります。

● 副作用への対処法
流量の減量、それでも続く場合は中止します。

硬膜外麻酔

　手術室で麻酔科医が、背部から椎間を穿刺して硬膜外チューブを挿入します。

　チューブを薬液入りの持続注入ボトルに接続し、PCA同様に持続注入されると共に、患者自身がボタンを押すことでボーラス投与することができます。

　薬液注入装置には、バルーンの収縮する力を使って薬液を押し出すバルーンジェクターと、シリンジ内の陰圧を利用して薬液を押し出すシリンジェクターがあります。

▼硬膜外麻酔

バルーンジェクター

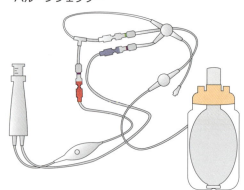

シリンジェクター

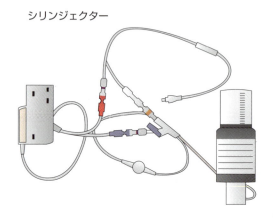

●副作用・合併症
　足のしびれ、嘔気、血圧低下が出現することがあります。

※誤って硬膜を穿刺した場合、髄液が漏出し、頭痛を生じることがあります。ほとんどは安静臥床と輸液で回復します。

●副作用への対処法
　流量の減量、それでも続く場合は中止します。

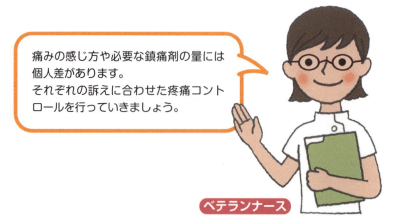

痛みの感じ方や必要な鎮痛剤の量には個人差があります。
それぞれの訴えに合わせた疼痛コントロールを行っていきましょう。

ベテランナース

術後の離床介助

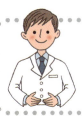

手術翌日から離床を始めます。
早期に離床することで、肺や腸の回復を助け、安静臥床による褥瘡や血栓を予防することができます。

離床介助のポイント

以下の4つの点に注意しながら離床をすすめていきましょう。

- 疼痛が強いと離床の妨げになります。疼痛がコントロールされているのを確認してから始めましょう。
- 座位や立位になる際には、ルート類に気を付け、なるべく創部に負担をかけないように介助します。
- 初回歩行時は起立性低血圧や血栓症があれば胸背部痛、呼吸困難の症状が出る可能性があります。必ず看護師が付き添い、状況に応じてSpO_2などを測定しながら行います。
- 病衣がはだけていないか等、身だしなみにも気を使うようにしましょう。

離床手順

術後、初回の離床は次のような手順ですすめていきます。

① ベッドをギャッジアップして上体を少しずつ起こし、90°まで挙上します（ドレーンやチューブ類が引っ張られていないか注意しながら行います）。
② ベッド柵などにつかまってもらいながら、両下肢をゆっくりと床におろし端座位になります（背部を手で支えます）。
③ めまい等の症状やバイタルサインの確認をします。
④ 問題なければ、立位になるのを介助し、その場で足踏みをしてもらいます。
⑤ 立ちくらみやめまいなどの症状がなければ、歩行を介助します（点滴棒やドレーン、チューブ類を引っ張らないよう注意しましょう）。

> ドレーンや尿道留置カテーテルを留置している場合は、歩行できるようになったら中の尿や排液を見えないようにカバーをするなど配慮しましょう。

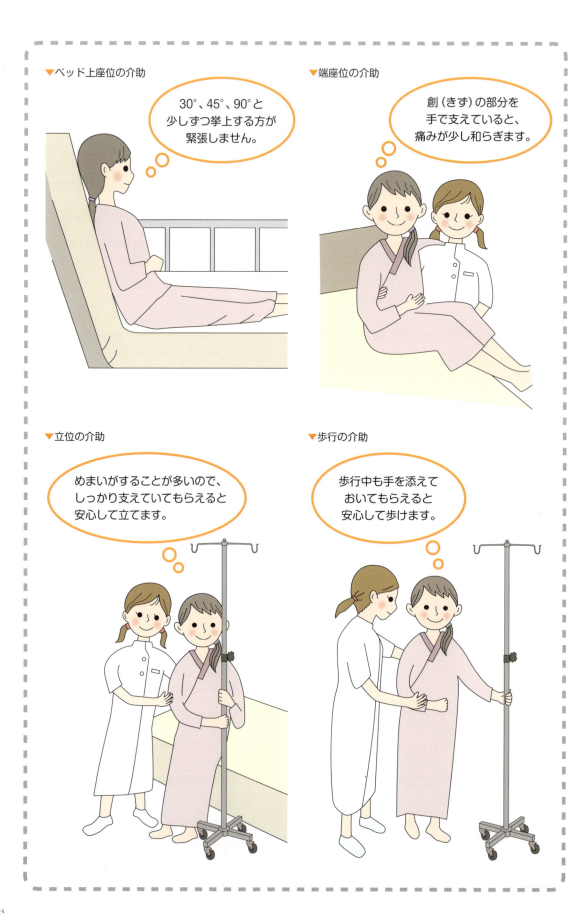

婦人科手術における術後合併症

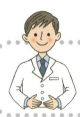

術後合併症は発生しやすい時期が症状によって異なります。
起こりやすい時期と特徴を意識した観察できるようにしましょう。

術後合併症の種類と特徴

婦人科の手術後に起こりやすい合併症には、以下のようなものがあります。

術後出血：術式によって腹腔内に出血する場合と、性器出血として出てくる場合があります。

呼吸器合併症：痰の貯留、肺活量の低下から無気肺、肺炎を起こすことがあります。

副損傷：手術操作時、病巣付近に存在する尿管、膀胱、直腸などを損傷（瘻孔形成）してしまうことがあります。術後しばらく経過してから症状が出現する場合もあります。

膀胱機能麻痺：広汎子宮全摘術後に多く生じます。術中に骨盤神経を損傷することによって引き起こされ、尿意を感じにくかったり、排尿困難になったりします。

皮下気腫：腹腔鏡下手術後に生じるものとしては、腹腔内を炭酸ガスで満たした際に、皮下にガスが貯留することによって起こります。軽い場合は自然に消失します。

縫合不全：特に腹腔鏡下で手術した場合には、膣断端部（子宮を切断した部分）の縫合が離開しやすいため、膣断端部に負担のかかる動作（性交渉など）はしばらく控えてもらいます。

術後感染症：通常の創感染のほかに、膣断端付近に膿瘍ができることがあります。

術後疼痛：腹式、腹腔鏡下式などの術式で疼痛の種類や程度が違います。

術後せん妄：術後一過性に幻覚や妄想を伴う意識障害を起こすことがあります。

術後イレウス：麻酔の影響で一時的に腸蠕動が停止します。開腹手術では、術後の回復が遅れる場合があります。

深部静脈血栓症：骨盤内は血流が豊富であるため血栓も生じやすくなります。

各術後合併症の発生時期

それぞれの合併症によって、出現しやすい時期が異なります。

	直後	1日目	2日目	3日目	…5日目	…10日目
術後出血	→	→	→			
呼吸器合併症	→	→	→	→	→	
副損傷	→	→	→			
膀胱機能麻痺	→	→	→	→	→	→
皮下気腫	→	→	→			
縫合不全					→	→
術後感染症	→	→	→	→	→	→
術後疼痛	→	→	→	→	→	
術後せん妄			→	→	→	
術後イレウス				→	→	→
深部静脈血栓症	→	→	→	→	→	

縦切開と横切開

腹式の手術には縦に切開する方法のほかに、横に切開する方法があります。

良性の腫瘍に対する手術では横切開することも可能な場合がありますが、合併症が起こる可能性もあります。

	縦切開	横切開
メリット	大きな腫瘍でも摘出できる	傷が綺麗に治りやすい
デメリットと合併症	お腹に縦に傷が残るため美容面で劣る	大きな腫瘍は取り出しにくい 皮下血腫ができやすい 創部周辺皮膚の知覚異常が起きやすい

婦人科手術の基礎知識

ここでは婦人科でよく用いられる手術について学びます。
それぞれの特徴をつかんで周手術期の看護に活かしましょう。

腹腔鏡下手術

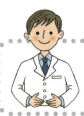
侵襲度が低く、術後の回復が早くなるという利点があり、近年増えてきています。良性疾患のときに選択肢として挙がることが多いです。

➕ 適応疾患

基本的には、良性の子宮、付属器腫瘍ですが、近年悪性腫瘍にも適応されつつあります。

▼腹腔鏡のシステム

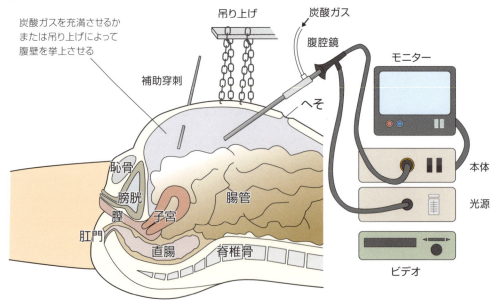

腹式手術との違い

腹式、腹腔鏡下式、それぞれにメリット、デメリットがあります。

	腹式	腹腔鏡下
	縦切開／横切開	①②③
メリット	・視野が広い、必要に応じて途中で視野を拡大することも可能 ・癒着剥離が行いやすい	・侵襲度が低く、早く退院できる ・傷が小さく目立たない ・疼痛が比較的弱い
デメリット	・お腹に傷が残りやすい ・疼痛が強く出やすい ・入院期間が比較的長い	・視野が狭く、医師に技量が必要 ・手術時間が長くなることがある ・癒着や合併症によっては途中で開腹手術へ切り替えることもある

※その他に経膣的に手術を行う「膣式」もあります。最も侵襲度は低いですが、腹腔内が観察できない、腹腔鏡下よりも腫瘍の大きさに制限がある、癒着がある場合はできないというデメリットがあります。

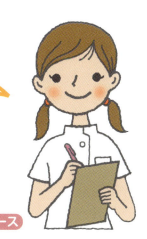

術後の回復が早く、術後3～5日で退院、1～2週間で仕事にも復帰できることが多いです。

新人ナース

手術内容

内視鏡下手術の方法には、視野の確保の仕方で大きく分けて2種類あります。

	気腹法	腹壁吊り上げ法
方法	炭酸ガスを腹腔内に注入して手術視野を確保する方法	皮下に鋼線を通して、または腹腔内に挿入した器具で腹壁を吊り上げて視野を確保する方法
メリット	・視野が確保しやすい	・手指や開腹時と同じ手術器械が使用できるなど、慣れた操作や技術で行える ・体内での縫合が行いやすい
デメリット	・炭酸ガスで腹腔内が高圧になることで、皮下気腫やガス塞栓が起こることがある ・気腹専用の手術器械（またはディスポーザブル製品）を使用しなければならずコストがかかる	・視野が狭く、医師に技量が必要 ・手術時間が長くなることがある ・癒着や合併症によっては途中で開腹手術へ切り替えることもある

主な合併症

腹腔鏡下手術の術後に起こりやすい合併症には以下のようなものがあります。

	特徴	観察ポイント	対処法
無気肺	腹腔内をガスで満たすため、横隔膜が挙上されます。術後十分に吸気できず無気肺になることがあります。	SpO_2、呼吸音、呼吸状態	深呼吸・離床促進
皮下気腫	トロッカー挿入部から皮下に炭酸ガスが漏れることがあります。	握雪感のある隆起、違和感、疼痛	術後数日でガスが吸収され自然に消失
肺塞栓症	気腹により腹腔内圧が上昇することで太い血管が圧迫されて、下肢の血流も滞りやすくなります。	足背動脈触知、バイタルサイン、呼吸状態	異常時はすぐに医師へ報告
肩の痛み	腹腔内へのガス注入時に横隔膜が急激に進展されると術後に肩の痛みが生じることがあります。	疼痛	鎮痛剤、数日で自然回復

腹腔鏡の歴史

腹腔鏡の最初の試みは、1902年にドイツの医師が犬の腹腔内を観察するために内視鏡を用いたのが始まりといわれています。その後1910年にスウェーデンの医師ハンス・クリスチャン・ヤコビウスが膀胱鏡を使って胸腔内の観察を行い、「laparoscopy」と命名されました。院内では「ラパロ」や「ラパ」といった略語が飛び交っていると思います。

また、内視鏡を挿入する部分が異なると、呼び方も変わります。胸腔に入れる場合は**胸腔鏡**、関節に入れる場合は**関節鏡**と呼ばれます。

子宮鏡下手術
（TCR）

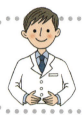

経腟、経子宮頸管的に子宮内に入れる内視鏡のことを子宮鏡といいます。子宮鏡を用いた手術のことをTCR（transcervical resection：経頸管的切除術）とも呼びます。

適応疾患

子宮粘膜下筋腫、子宮内膜ポリープ、中隔子宮、胎盤ポリープなどの良性疾患が適応となります。

手術内容

①手術前日にラミナリア桿を挿入し、子宮頸管を拡張させておきます（子宮頸管拡張処置：p.26参照）。
②手術中にヘガールでさらに子宮頸管を拡張させて、子宮鏡を挿入します。
③子宮内腔に灌流液を持続的に注入することで子宮内腔を広げ、子宮内の視野を保ちます。
④子宮口の先端の電極を使って病変を切除、止血します。

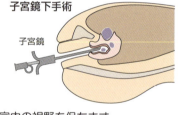

子宮鏡下手術
子宮鏡

主な合併症

起こりやすい合併症には以下のようなものがあります。

	特徴	観察ポイント	対処法
子宮穿孔・子宮裂傷	術中操作によって起こります。未経産婦や帝王切開経験者はリスクが高くなります。	腹痛、違和感	経過観察、自然治癒（重度の場合は開腹修復手術）
水中毒（低ナトリウム、低カリウム血症）	灌流液の体内への大量吸収によって起こります。	バイタルサイン、術中の灌流液in-out、全身浮腫、悪心・嘔吐、血圧低下、頭痛など	電解質補正

単純子宮全摘術

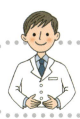

婦人科での標準治療として非常によく行われる手術です。
腹式、腹腔鏡下、膣式のいずれでも行われます。

適応疾患

以下のような疾患の治療に用いられます。

- **子宮良性疾患**　　　　：子宮筋腫、子宮腺筋症、子宮脱
- **子宮・付属器悪性疾患**：子宮頸がん初期、子宮体がん、卵巣がん、子宮肉腫

手術内容

手術時間は2〜3時間程度で、手術による切除範囲は、以下のようになります。疾患によっては、付属器切除も合わせて行います。

術式は、腹壁を切開する「腹式」の他に、「腹腔鏡下式」（p.90参照）、経膣的に子宮を切除する「膣式」でも行われます。

▼単純子宮全摘術

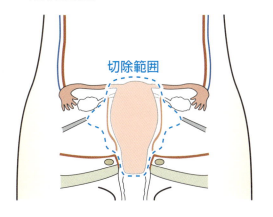

▼単純子宮全摘術＋両側付属器切除術

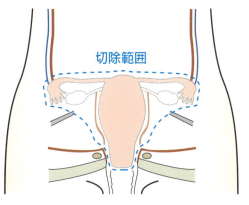

主な合併症

起こりやすい合併症には以下のようなものがあります。

	特徴	観察ポイント	対処法
出血	術直後は、創部だけでなく膣断端から出血することがあります。	バイタルサイン、創部、性器出血の有無、腹部膨満感	状況に応じて輸血、止血手術
膀胱・尿管損傷	術後数日経過後に症状がでることもあります。	側腹部痛、尿量・性状、腹部膨満、排尿障害	カテーテル留置、損傷回復手術
腸管損傷	術後数日経過後に症状がでることもあります。	腹痛	損傷回復手術
感染	特に膣断端の創部感染に気を付けます。	発熱、腹痛、帯下異常（色・臭い）	抗菌剤投与
下肢静脈血栓	術中の血流操作、術中・術後の安静により血栓ができやすくなります。	下肢の痛み、発赤	血栓溶解療法 予防：早期離床、弾性ストッキング

術後、性生活はいままでどおり続けられる？

　子宮全摘後は、膣を切除、縫合しているため、初めは膣が短く、痛みを感じることもありますが、断端部が離開することは通常ありません。回数を重ねるうちに膣の伸びがよくなり、膣の収縮力も戻ってくるため、数ヶ月程度で術前と同じような感覚が得られるようになることが多いといわれています。

　帯下は膣から分泌されるため、卵巣や子宮を切除しても膣内の分泌物はなくなりません。しかし、両側の卵巣を切除している場合は、女性ホルモンの分泌減少から膣分泌物の量が減少し、痛みを伴うことがあります。そのような場合は、潤滑剤を使用するとよいでしょう。

　再開の時期は、それぞれの担当医に確認しましょう。退院後初回外来の診察結果次第ということも多いです。

広汎子宮全摘術

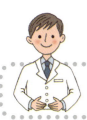

基靭帯(きじんたい)などの子宮頸部周辺組織と膣壁を含めて幅広く切除する術式です。

適応疾患

子宮頸がん、子宮頸部に浸潤のある子宮体がんに対して行われます。

手術内容

実際の手術では、骨盤リンパ節郭清、傍大動脈リンパ節郭清(かくせい)、基靭帯の処理、膀胱・尿管の剥離、膣の断端・子宮摘出が行われます。

手術時間は3〜4時間程度で、切除範囲は、右図のようになります。

▼切除範囲

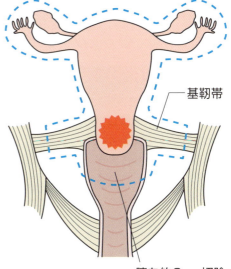

基靭帯

膣を約2cm切除

主な合併症

起こりやすい合併症には以下のようなものがあります。

	特徴	観察ポイント	対処法
出血	術直後は、創部だけでなく膣断端から出血することがあります。	性器出血、腹部膨満感、バイタルサイン	状況に応じて輸血、止血手術
感染	特に膣断端の創部感染に気を付けます。	発熱、腹痛、帯下異常（色・臭い）	抗菌剤の投与
膀胱・尿管損傷	術後数日経過後に症状が出ることもあります。	腹部膨満、尿閉、帯下増加、ドレーン廃液増加	インジゴカルミン検査、損傷回復手術
膀胱機能障害（排尿障害）	子宮頸部と近接する尿管を剥離するため、高確率で起こります。	尿道留置カテーテル抜去後の尿閉、尿量減少	残尿測定、自己導尿指導
膀胱（尿管）膣瘻	ー	帯下と一緒に尿の流出	尿路再建手術
下肢静脈血栓	術中の血流操作、術中・術後の安静により血栓ができやすくなります。	下肢の疼痛・発赤	血栓溶解療法 予防：早期離床、弾性ストッキング
リンパ浮腫	リンパ節郭清後、下肢のリンパがうっ滞することで生じます。発症時期には個人差があります。	下肢のむくみ	リンパドレナージ、運動、弾性ストッキング

高確率で起きる合併症：膀胱機能障害

子宮頸部と近接する膀胱と尿管を完全に剥離する必要があるため、程度は様々ですが術後高確率で膀胱機能障害（排尿障害）を生じます。

そのため、以下のような手順で、慎重に術後の排尿を観察し、サポートしていきます。

①術後1週間　尿道留置カテーテルを留置します。
②尿道留置カテーテル抜去後　残尿測定を行います。
　・尿量チェック表を患者に渡し、排尿量を毎回記入してもらいます。
　・一定時間ごと（3時間以上開けない）に排尿後、導尿を行い、残尿量を測定します。
　・残尿量が50ml以下になったら残尿測定を終了します。
③退院予定日が近づいても残尿量が多い場合、自己導尿の指導を行います。

自己導尿指導

術後、尿道留置カテーテル抜去後の残尿測定で、残尿量が50ml以下にならない場合に、指導を開始します。

● **必要物品の準備**
・自己導尿用カテーテル（セフティカテ®など）
・カテーテル用消毒液（0.05％逆生石けんグリセリン液）
・清浄綿（または0.025％逆性石けん液を含ませたガーゼ）
・鏡
※自己導尿用カテーテルの消毒液は、容器に2/3程度入れ、1回/日交換します

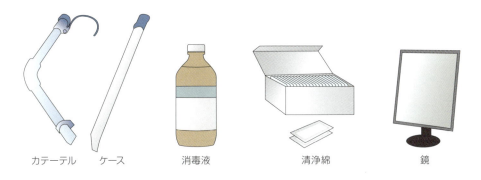

カテーテル　ケース　消毒液　清浄綿　鏡

● **手順**

❶石けんで手洗いをします。

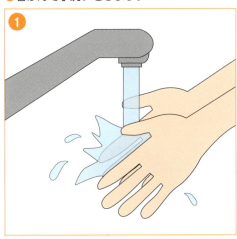

❷尿道口の確認を患者と一緒に行います。
・患者の陰部がよく見える位置に鏡を置きます。
・小陰唇を指でしっかりと開いてもらい、尿道口の位置を確認します。

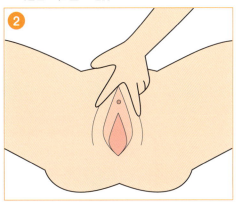

❸陰部を消毒してもらいます。
・清浄綿で尿道口を中心に前から後ろへ3回拭きます。

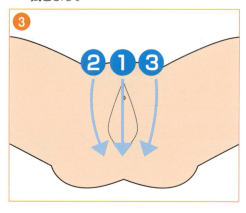

❹自己導尿用カテーテルを挿入してもらいます。
・利き手でカテーテルの中央付近を持ち（鉛筆を握るように持つ）、もう一方の手で陰唇を広げます。
・尿道口にカテーテルを4〜6cm挿入します。

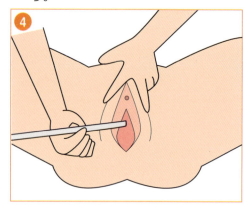

❺排尿してもらいます。
・カテーテル先のキャップを外し、尿を便器へ流してもらいます（尿量測定中は、測定カップ内に出してもらいます）。
注意：カテーテルを挿入しても排尿がない場合は、膣内に挿入されている場合があります。カテーテルを消毒してからもう一度挿入しなおしてみましょう。

❻尿が出なくなったら、ゆっくりとカテーテルを抜いてもらいます。

❼自己導尿カテーテルを洗浄してもらいます。
・水道でカテーテルを内部までしっかり水洗いし、先のキャップをつけて、容器へ収納します。

❽手洗いをします。

慣れたら鏡を使わなくても感覚で挿入できるようになります。時間の経過と共に自力で排尿できるようになる場合もあります。

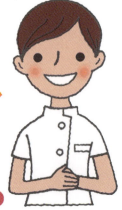

先輩ナース

リンパ節郭清

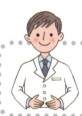

悪性腫瘍の手術では子宮や卵巣の摘出と合わせてリンパ節郭清を行うことがあります。

適応疾患

主に右のような悪性腫瘍の手術の際に行われます。

子宮頸がん、骨盤リンパ節郭清
子宮体がん、骨盤・傍大動脈リンパ節郭清
卵巣がん、骨盤・傍大動脈リンパ節郭清

手術内容

婦人科の手術で行われるリンパ節郭清の部位は、主に以下の2種類です。

▼骨盤リンパ節郭清

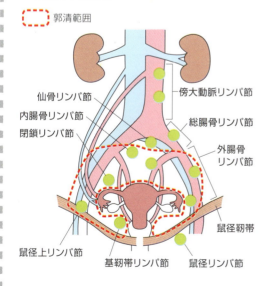

▼骨盤・傍大動脈リンパ節郭清

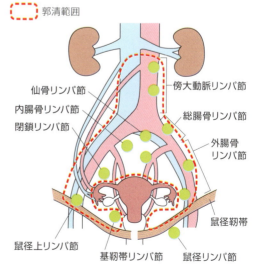

主な合併症

起こりやすい合併症には以下のようなものがあります。

	特徴	観察ポイント	対処法
リンパ漏	リンパ液が腹腔内に漏れて溜まります。	膣断端からの流出（尿との鑑別）	脂肪食制限、経過観察
リンパ嚢胞	骨盤内にリンパ液が貯留し嚢胞を形成します。	発熱（感染した場合）	小さい場合は経過観察 大きい場合はドレナージ
リンパ浮腫	骨盤内放射線照射でさらにリスクが高くなります。	下肢の浮腫	リンパドレナージ、運動、弾性ストッキング
蜂窩織炎	リンパ液がうっ滞することで、虫刺されや小さな傷から細菌が入り、炎症が広がることがあります。	発赤・腫脹・硬結、熱感、発熱	抗生剤 予防：清潔保持、スキンケア、けが予防

リンパ浮腫予防ケアのポイント

以下のようなケアを複合的に行っていきます。

- **スキンケア**：保湿クリームで乾燥を予防します。
- **リンパドレナージ**：用手的マッサージです。患者が実施できるよう指導します。
- **圧迫療法**：弾性ストッキング、弾性包帯を着用します。
- **運動療法**：足の屈伸や爪先立ち、もも上げなどを行います。

●退院後の生活における注意点

- けが、感染、虫刺されなどに気を付けましょう。
- 保湿することで皮膚のバリア機能をあげ、カミソリやたわしなど皮膚を傷付ける可能性のあるものの使用はやめましょう。
- 締め付けの強い衣服は避けましょう。
- 長時間の歩行は避け、適度に休憩をとるようにしましょう。
- 休憩するときは膝から下にクッションなどを入れ、下肢を高くするようにしましょう。

セルフリンパドレナージ

まず肩回しや腹式呼吸（下図の①）、リンパの流れはとても緩やかなので、ゆっくり行います。

皮膚の表面を動かす程度のやさしい圧で、1か所につき3〜5回程度、以下のような方向に流すようにマッサージします。

▼リンパドレナージ

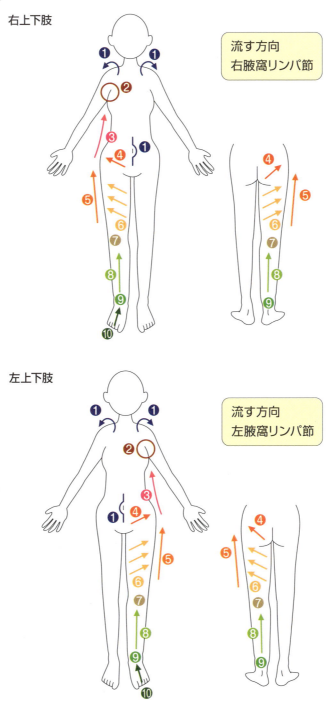

リンパ浮腫予防運動療法

以下のような運動を日常生活の負担にならない程度に続けていきます。

弾性ストッキングや弾性包帯を着用したまま筋肉を動かすことで、リンパ液の流れが促されます。

▼運動療法

下肢の運動

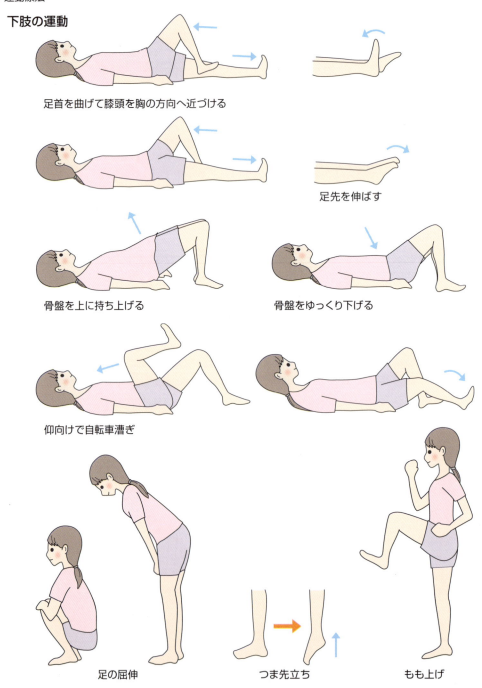

参考文献：北海道リンパ浮腫ネットワーク監修　リンパ浮腫簡易指導マニュアル 2016

子宮頸部円錐切除術

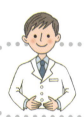

初期の子宮頸がんや前がん病変を円錐状に切除する手術です。子宮体部を残せるので妊孕性(にんようせい)は温存できます。

適応疾患

子宮頸がんに対して行われますが、進行度によって目的が異なります。

治療目的：子宮頸部高度異形成、子宮頸がんⅠa1期（上皮内がん）で十分取りきれる場合
診断目的：子宮頸がんⅠa1、Ⅰa2期（微小浸潤癌）

手術内容

術前にコルポスコピーや組織型などをもとに切除範囲を決めます。

手術時間は30分程度で、一般的な切除範囲は以下のようになります。

▼切除部分

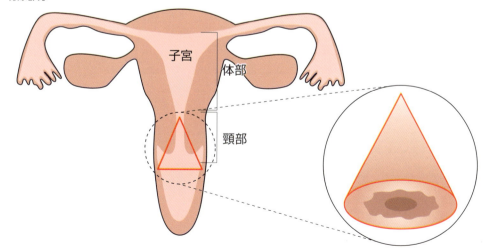

●切除に使用するメスの種類

病変の部位や状態によって使用するメスを決めます。病院によっても方法は様々で、標本をきれいに取るためにコールドナイフ（普通のメス）で円錐切除して、その後止血、遺残予防目的にレーザーを使用するといったように、複数を組み合わせることもよくあります。

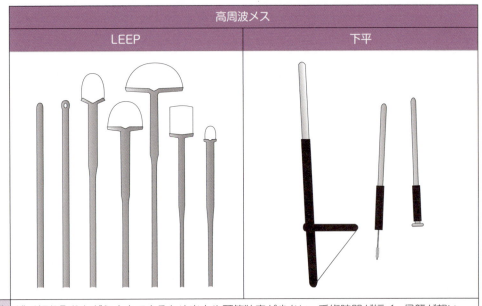

高周波メス	
LEEP	下平
特徴	浅く切り取りながら止血できるため出血や頸管狭窄が少ない。手術時間が短く、侵襲が軽い。

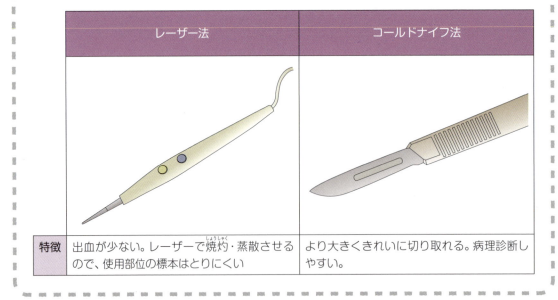

レーザー法	コールドナイフ法
特徴（レーザー法）：出血が少ない。レーザーで焼灼・蒸散させるので、使用部位の標本はとりにくい	特徴（コールドナイフ法）：より大きくきれいに切り取れる。病理診断しやすい。

主な合併症

起こりやすい合併症には以下のようなものがあります。

	特徴	観察ポイント	対処法
出血	術直後は膣内にガーゼを詰めて圧迫しています。	性器出血	量が多い場合は圧迫止血
感染	頸管粘液が減り、膣の自浄作用が低下するため注意が必要です。	発熱、帯下の性状、臭いの変化	抗菌剤の投与
頸管粘液の減少	粘液を分泌する子宮頸部を切除したために起こります。	帯下の減少	感染予防
早産	リスクが高くなるという報告もあります。	ー	ー

看護のポイント

入院時期が短いため、退院の準備をしながらも出血等の合併症に注意して見ていく必要があります。

- 手術翌日退院の場合が多いため、当日早期に離床します。
  麻酔からの覚醒状況、腰椎麻酔で行った場合は下肢の知覚、運動麻痺、頭痛などの状況に注意します。
- 術翌朝には診察（内診）し、止血状況を確認、膣内のガーゼを抜去します。
- 退院後3日間は安静にし、鮮血の出血が続くようであれば病院に連絡するように伝えます。

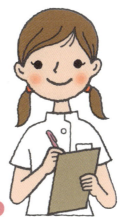

術後2～4週間は少量の血液が混ざった水様性の帯下が出ますが、徐々に減っていきます。術後1～2週間は、急な出血量の増加に注意してもらえるよう伝えましょう。

新人ナース

子宮筋腫核出術

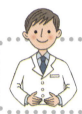
子宮内の筋腫を摘出する手術です。筋腫による症状が強くなってきたときや妊娠を希望するときに行います。

適応疾患

子宮筋腫で筋腫が大きかったり症状が強かったりで経過観察レベルを超えたときや、妊孕性（にんようせい）の温存を希望するために子宮全摘術を避ける場合に行われます。

手術内容

実際の手術は以下のように行います。

- 術前にGnRHアゴニスト（卵巣の働きを抑え、偽閉経状態にする）を投与（点鼻、皮下注射）し、筋腫の縮小・貧血の改善を図ります（ホットフラッシュや関節痛が生じる場合があります）。
- 腹式、腹腔鏡下、子宮鏡下で行う方法があります。
- 術前の超音波検査やMRI検査で、筋腫が大きい場合や数が多い場合は腹式を選択します。

▼摘出方法

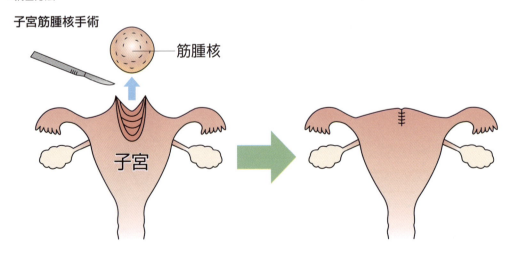

主な合併症

起こりやすい合併症としては、以下のようなものがあります。

	特徴	観察ポイント	対処法
出血	筋腫は血流が多いため、出血を起こしやすくなります。内視鏡下の場合はマニピュレーターを経膣的に挿入しているので、性器出血が起こることがあります。	性器出血、腹部膨満感、バイタルサイン	状況に応じて輸血、止血手術
感染	創部の感染に気を付けます。	創部の発赤、腫脹、熱感、発熱、腹痛	抗菌剤の投与
膀胱・尿管・腸管損傷	術後数日経過後に症状がでることもあります。	腹痛、腹部膨満感、尿閉、帯下増加	損傷回復手術
下肢静脈血栓	術中の血流操作、術中・術後の安静により血栓ができやすくなります。	下肢の疼痛・発赤	血栓溶解療法　予防：早期離床、弾性ストッキング
子宮破裂の可能性	子宮を切開すると、その部分が脆弱となり妊娠時に破裂する可能性があります。	—	出産時帝王切開　予防：術後3ヶ月程度は妊娠を避ける。

子宮筋腫は不妊の原因になる？

　子宮筋腫を持っていても自然に妊娠出産できることが多いです。一方で以下のように、場所や大きさから不妊の原因となる場合もあります。

・筋腫が卵管口や卵管を圧迫し、精子や卵子の通り道がふさがれている場合
・粘膜下筋腫が子宮内膜を圧迫し、着床障害を起こしている場合

実際の状態を子宮卵管造影検査やMRI検査の結果を見て判断します。

卵巣腫瘍核出術

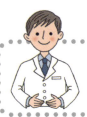

卵巣腫瘍のみを卵巣から摘出する手術です。卵巣機能を温存することができます。

適応疾患

良性の卵巣腫瘍（閉経前）に対して行います。

手術内容

　腹腔鏡下、腹式で行う方法があり、腫瘍が小さい場合は腹腔鏡下で行うこともできます。
　術中に悪性が疑われた場合や癒着が激しい場合、止血が困難な場合などは、付属器切除術に術式を変更することがあります（術前によく説明しておきましょう）。

▼腫瘍核出術

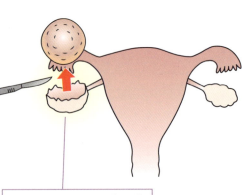

腫瘍だけを卵巣からくり抜く手術

主な合併症

起こりやすい合併症としては、以下のようなものがあります。

	特徴	観察ポイント	対処法
出血	腹腔内出血に気を付けます。女性ホルモン値が低下することで子宮内膜が剥がれて起こる消退出血もあります。	腹部膨満感、バイタルサイン	状況に応じて輸血、止血手術
感染	創部の感染に気を付けます。	創部の発赤(ほっせき)、腫脹、熱感、発熱、腹痛	抗菌剤の投与
膀胱・尿管・腸管損傷	癒着が強かった場合に起こることがあります。	腹痛、腹部膨満感、尿閉、帯下増加	損傷回復手術
下肢静脈血栓	術中の血流操作、術中・術後の安静により血栓ができやすくなります。	下肢の疼痛・発赤	血栓溶解療法 予防：早期離床、弾性ストッキング

6 婦人科手術の基礎知識

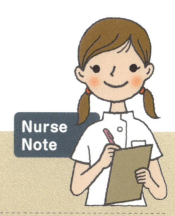

Nurse Note

腹腔鏡手術での体外法と体内法の違い

体外法：腹腔鏡下で卵巣嚢腫(のうしゅ)の内容液を吸引して嚢腫をしぼませたあと、皮膚切開部より卵巣を体外に引きずり出して体外で病変を切除、縫合する。その後、再び卵巣を体内に戻す。手技が比較的簡単で、手術時間も短縮できるため癒着がない場合に行われる。

体内法：腹腔鏡下で、癒着剥離から卵巣嚢腫の内容物吸引、病変部切除、縫合まですべて体内で行う。癒着剥離を伴うチョコレート嚢胞で用いることが多い。

付属器（卵巣・卵管）切除術

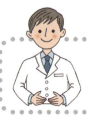

卵巣と卵管を同時に切除する手術です。良性の場合は腹腔鏡下で行うこともできます。

適応疾患

卵巣腫瘍、卵管腫瘍について、悪性・境界悪性が疑われる場合、癒着が激しい場合、良性でも閉経後の場合に腫瘍核出手術ではなく、付属器切除術を行います。

手術内容

腹腔鏡下、腹式で行う方法があります。腫瘍が大きい場合、悪性が疑われる場合は腹式で行われます。

卵巣提索、卵巣固有靱帯、卵管を切断し、卵巣・卵管を取り出します。

▼付属器切除術

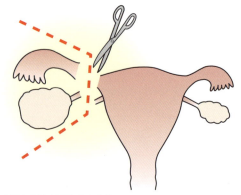

卵巣と卵管を切除する手術

主な合併症

起こりやすい合併症としては、以下のようなものがあります。

	特徴	観察ポイント	対処法
出血	腹腔内出血に気を付けます。女性ホルモン値が低下することで子宮内膜が剥がれて起こる消退出血もあります。	腹部膨満感、バイタルサイン	状況に応じて輸血、止血手術
感染	創部の感染に気を付けます。	創部の発赤、腫脹、熱感、発熱、腹痛	抗菌剤の投与
膀胱・尿管・腸管損傷	癒着が強かった場合に起こることがあります。	腹痛、腹部膨満感、尿閉、帯下増加	損傷回復手術
下肢静脈血栓	術中の血流操作、術中・術後の安静により血栓ができやすくなります。	下肢の疼痛・発赤	血栓溶解療法 予防：早期離床、弾性ストッキング
更年期様症状	ホルモンバランスが変動することで、更年期のような症状が出ることがあります。	ホットフラッシュ、手先足先の冷感、倦怠感、焦燥感など	ホルモン補充療法、対症療法

ホルモン補充療法とは？

更年期や卵巣の切除による急激な女性ホルモンの減少で生じた、様々な心身症状を改善することを目的にエストロゲンを補う治療です。主に以下のような症状に改善効果が期待できるとされています。

・不定愁訴症状（のぼせ、ほてり、発汗や動悸、不眠、関節痛、抑うつ、焦燥感など）
・萎縮性膣炎や性交時の痛み、頻尿・膀胱炎などの泌尿器生殖器症状
・骨粗鬆症、脂質異常症

使用するホルモン剤は、子宮がある場合と子宮摘出後では異なり、子宮がある場合はエストロゲンと黄体ホルモンを併用し、子宮摘出後の場合はエストロゲンを単独で使用します。

乳がんや子宮出血がある場合や、血栓症、重症肝機能障害がある場合には病状を悪化させる可能性があるため行えません。

骨盤臓器脱手術

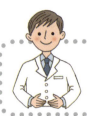

骨盤臓器脱の手術には、根治術である膣式子宮全摘を含めて3つ術式があります。年齢や生活に合わせて術式を選択します。

適応疾患

骨盤臓器脱（子宮脱、膀胱瘤、直腸瘤）に対して行います。

手術内容と主な合併症

3種類の術式があり、年齢や性生活の状況によって選択します。

術式	膣式子宮全摘＋膣壁・会陰形成術	膣閉鎖術
内容	経膣的に子宮を摘出、余分な膣壁を切除・縫い縮め、会陰を形成します。	膣壁を上下で縫合し、膣を閉鎖します。分泌物の流出を妨げないよう両側には隙間をつくります。
利点	手術自体は比較的簡単 直腸・尿管の損傷が少ない	簡単に行える 低侵襲
欠点	子宮を摘出する 再発率が比較的高い	性生活は継続できない 子宮がん検診ができない
合併症	性器出血、感染、排尿障害（術前から継続していることもある）	感染

術式	メッシュ手術
内容	膣壁と膀胱・直腸間にメッシュを埋め込み、骨盤臓器の下垂を押さえます。

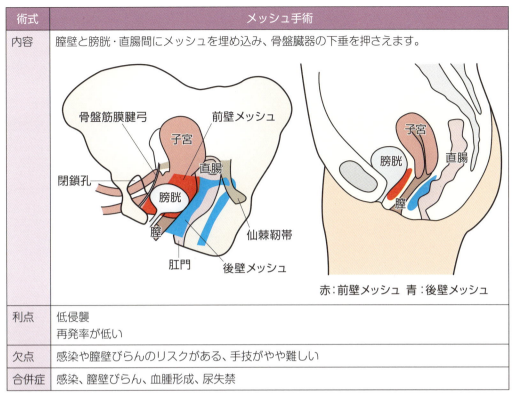

利点	低侵襲 再発率が低い
欠点	感染や膣壁びらんのリスクがある、手技がやや難しい
合併症	感染、膣壁びらん、血腫形成、尿失禁

術式	腹腔鏡下仙骨膣固定術
内容	子宮の上半分を切除し、残りの子宮と膣壁の前後にメッシュを縫いつけて引きあげ、仙骨に固定します。
利点	再発率が最も低い 他治療実施後の再発にも行える 性生活への影響が少ない。
欠点	2016年4月に保険適用となり、数年の経過であるため、長期的なトラブルは不明。
合併症	尿失禁、創感染、血腫

MEMO

chapter 7

化学療法と看護

化学療法は使用するレジメンとそれに伴う有害事象について
理解しておくことが大切です。

婦人科でよく使用するレジメン

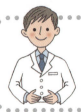

婦人科で基本となるレジメン（抗がん剤投与に関する時系列的治療計画）は、TC療法ですが、その他に疾患ごとに使用できるレジメンが複数あります。それぞれの特徴を理解しておきましょう。

 婦人科でよく使われるレジメンと主な有害事象

レジメン名	薬剤名	適応疾患	主な有害事象
TC療法	パクリタキセル カルボプラチン	子宮頸がん、子宮体がん、卵巣がん、卵管がん、腹膜がん	関節痛、筋肉痛、しびれ、嘔気・嘔吐、爪の変化
DC療法	ドセタキセル カルボプラチン	子宮頸がん 子宮体がん	関節痛、筋肉痛、しびれ、浮腫、嘔気・嘔吐、爪の変化
AP療法	アドリアマイシン シスプラチン	子宮体がん	骨髄抑制、嘔気・嘔吐、心筋障害（アドリアマイシン）、腎障害、脱毛
TC＋アバスチン療法	パクリタキセル カルボプラチン ベバシズマブ	卵巣がん 子宮頸がん	関節痛、筋肉痛、しびれ、嘔気・嘔吐、（アバスチン合併症：消化管穿孔（せんこう）、高血圧、血栓症）
CPT-P療法	イリノテカン シスプラチン	卵巣がん（表層上皮性）	下痢、骨髄抑制、嘔気・嘔吐、脱毛、末梢神経障害、間質性肺炎
ノギテカン単剤療法	ノギテカン	卵巣がん（表層上皮性）	骨髄抑制、嘔気・嘔吐、脱毛
ドキソルビシン単剤療法	ドキソルビシン塩酸塩リポソーム製剤	卵巣がん（表層上皮性）	手足症候群、骨髄抑制、嘔気・嘔吐、口内炎、血管外漏出
パクリタキセル単剤療法	パクリタキセル	卵巣がん（表層上皮性）	骨髄抑制、嘔気・嘔吐、手足症候群、血管外漏出
ゲムシタビン単剤療法	ゲムシタビン	卵巣がん（表層上皮性）	間質性肺炎、骨髄抑制、嘔気・嘔吐
エトポシド単剤療法	エトポシド	卵巣がん（表層上皮性）	二次性発がん、骨髄抑制、嘔気・嘔吐、口内炎、脱毛
BEP療法	ブレオマイシン エトポシド シスプラチン	卵巣がん（胚細胞性、性索間質性）	肺線維症（ブレオマイシン）、二次性発がん、骨髄抑制、嘔気・嘔吐、手足症候群、血管外漏出
PVB療法	シスプラチン ビンブラスチン ブレオマイシン	卵巣がん（性索間質性（せいさく））	肺線維症（ブレオマイシン）、骨髄抑制、嘔気・嘔吐

疾患ごとの化学療法の適応

疾患によって治療法の組み合わせや順番が異なります。

● **子宮体がん**
手術困難な場合、術後補助化学療法

● **子宮頸がん**
術前化学療法（NAC：neoadjuvant chemotherapy）、術後補助化学療法

● **卵巣がん**
術前化学療法（NAC：neoadjuvant chemotherapy）、術後補助化学療法
表層上皮性腫瘍：進行している場合や再発することが多く、効果が得られなくなるとレジメンを変更してみながら化学療法を継続していきます。
胚細胞性腫瘍　　：抗がん剤がよく効きます。
性索間質性腫瘍：抗がん剤の効果があるというエビデンスは少ないです。

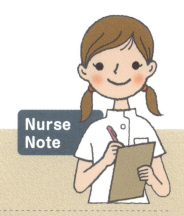

抗がん剤の腫瘍縮小効果の評価基準

完全奏功(CR：complete response)：腫瘍が完全に消失
部分奏功(PR：partial response)　：腫瘍の大きさの和がベースラインと比べて30％以上減少
安定(SD：stable disease)　　　　：腫瘍の大きさの和が、経過中の最小時の大きさと比べてPRに相当する縮小がなく、PDに相当する増大がない
進行(PD：progressive disease)　：腫瘍の大きさの和が、経過中の最小時の大きさと比べて20％以上増加、かつ、絶対値でも5mm以上増加

有害事象の発現時期と対処法

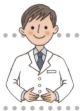
化学療法看護において重要なことは、レジメンごとに起こりやすい有害事象、発現時期、対処方法を知っておくことです。

有害事象の発現時期

▼代表的な副作用の発現しやすい時期

抗がん剤投与 → 1週目 → 2週目 → 3週目

自分でわかる副作用（よく起こる）
- 急性の吐き気、アレルギー反応、血圧低下、不整脈、頻脈、呼吸困難、便秘
- 遅発性の吐き気、食用低下、だるさ、便秘
- 口内炎、下痢、だるさ
- 脱毛
- 手足のしびれ、耳鳴り

検査でわかる副作用（よく起こる）
- 肝臓・腎臓・心臓への影響
- 骨髄抑制　白血球・好中球の減少　血小板減少

参考：国立がん研究センターがん対策情報センター

※TC療法、DC療法の関節痛・筋肉痛は投与後3〜5日をピークに出現します。また脱毛は3〜4週間後に高確率で出現します。

各有害事象への対処

症状	対処法
アナフィラキシー様反応	ステロイド、抗ヒスタミン薬を静脈投与します。
好中球減少	G-CSFを皮下注射します。
貧血	重度の場合は濃厚赤血球を輸血します。
血小板減少	重度の場合は血小板を輸血します。
嘔気・嘔吐	制吐剤を投与します。
下痢	整腸剤、止痢剤を処方します。
筋肉痛・関節痛	NSAIDs、マーズレン、漢方薬を処方します。
末梢神経障害	ビタミンB_{12}、リリカ、ラフチジン、漢方薬を処方します。
肝機能障害	肝庇護薬を処方します。
腎機能障害	輸液、ラシックスを投与します。
脱毛	帽子、ウィッグなどの使用を提案します。
手足症候群	投与中の手足冷却、軟膏の処方をします。
口内炎	ステロイド軟膏（口腔用）を処方します。
間質性肺炎	ステロイドを投与します。

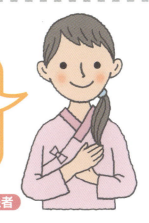

脱毛はするとわかってはいても、抜け始めにバサっと束になって抜けるのでショックが大きかったです。抜け始める時期や、また生えてくることを知っているだけで心の準備ができます。

患者

column
抗がん剤治療で脱毛した場合、治療後に生えてくる？

脱毛を起こしやすい抗がん剤を使用した場合、通常、治療開始後1〜3週間で抜け始めます。抗がん剤は全身治療であるため、頭髪だけでなく、眉毛やまつ毛を含むすべての体毛に影響を及ぼします。治療終了後3〜6ヶ月でほとんど回復しますが、個人差があり、髪質が変化したり、量が減ったりする人もいます。

MEMO

放射線療法と看護

一般的な外照射と合わせて、婦人科特有の腔内照射や
同時化学放射線療法について学んでいきましょう。

外部照射

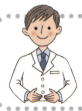
体外から放射線を照射する一般的な放射線治療です。
目的・疾患によって照射部位や照射回数が違います。患者それぞれの放射線治療計画を把握しておきましょう。

適応疾患

主に以下のような疾患に対して行いますが、疾患によって目的が異なります。

子宮頸がん（腔内照射と併用する）：根治的放射線治療（根治目的の照射）
子宮頸がん、子宮体がん　　　　　：術後照射（手術後の残存腫瘍に対する追加照射）
骨転移、再発がん、根治困難な場合：緩和照射（腫瘍の縮小、疼痛コントロール目的）

治療内容

リニアック（直接加速器）という機械を使用して、高エネルギーのX線や電子線体を体外から照射します。リンパ節や転移巣を含めて広範囲に照射することができます。

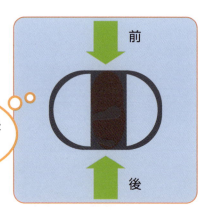

前後対向2門：体の前後2方向から照射します。

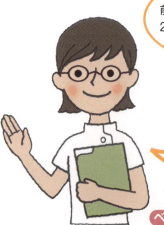

照射部位や方向、線量は、患者によってそれぞれ違います。放射線治療医が作成した放射線治療計画を確認しましょう。

ベテランナース

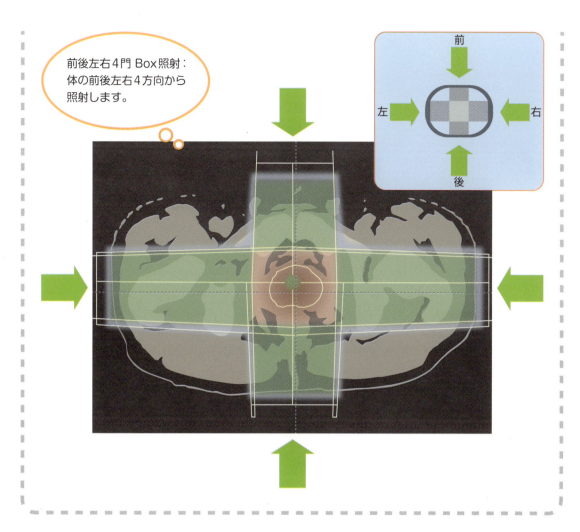

前後左右4門 Box照射：
体の前後左右4方向から照射します。

治療の流れと看護のポイント

　実際の放射線治療は、次のような流れで行われます。

●治療開始前
・治療計画用のCTを撮影します。
・体の表面に、照射の際に基準となる印を数箇所付けます（マーキング）。
　このマーキングは、照射の位置合わせに使用するため、こすって消してしまわないように説明します。

●治療時
・事前の疼痛コントロール：疼痛があると、照射中に同一ポジションを維持することが難しくなります。事前に鎮痛剤を使用するなどして、疼痛がコントロールされた状態で治療ができるようにします。
・照射部位に軟膏等をつけている場合は、その部位の線量が増加して皮膚炎を起こしやすくなるため、事前に洗い流しておきます。
・治療計画時と同じ体位で、位置合わせをし、照射します。

腔内照射

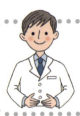

腔内に線源を挿入して病巣に直接照射する方法です。病巣部に放射線を集中的・効率的に照射することができます。また、腫瘍から離れた組織にはほとんど影響がありません。

適応疾患

子宮頸がんに対して行います。

治療内容

子宮腔内にイリジウム小線源を挿入し、病変部に直接照射する方法です。「RALS」という方法で行います。

- **RALS**(remote after loading system：遠隔操作密封小線源)

子宮腔内に1本のタンデム、腟内に2本のオボイドというアプリケータを設置し、その後コンピュータを用いた遠隔操作で線源を装填します。

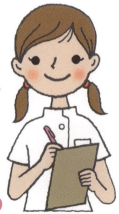

一般的な放射線治療と違い、砕石位で行われ、また線源挿入時に痛みも伴います。事前にイメージしやすいように治療室を見学したり、治療の流れをしっかり説明しましょう。

新人ナース

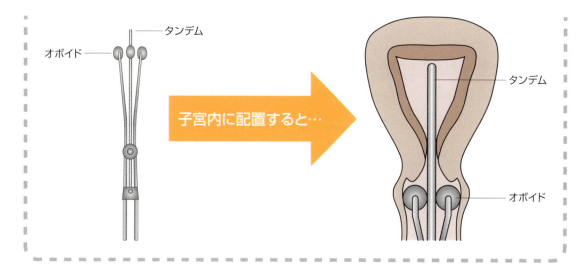

治療の流れと看護のポイント

　実際の腔内照射は、次のような流れで行われます。

●治療開始前
　アプリケータを挿入するため、ラミナリア桿などでの頸管拡張器を挿入します（p.26参照）。

●治療時
・鎮痛剤投与：痛みを伴うため、事前に鎮痛剤使用の指示が出ます。
・終了後、タンポンを挿入しているので、指示された時間にタンポンを抜去します。
・出血や疼痛の確認をします。

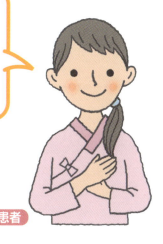

ラルス室に初めて入ったときは「怖い…」と思いました。そのとき、事前にオリエンテーションをして下さった看護師さんが声をかけてくれて、とても安心しました。知っている人が一人でもいると落ち着きます。

患者

同時化学放射線療法（CCRT）

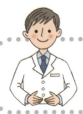

放射線治療（体外照射、腔内照射）に合わせて、放射線治療の効果を高める効果のある抗がん剤を投与する治療です。

適応疾患

子宮頸がんに対して行います。

治療内容

射線治療（体外照射、腔内照射）と抗がん剤治療を同時並行的に行う治療法です。

抗がん剤はCDDP（シスプラチン）が標準的に使用され、週1回、全5〜6回程度を放射線治療と並行して投与します。

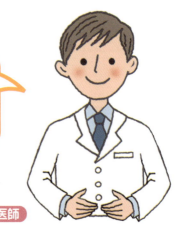

> 放射線治療の合併症や抗がん剤の有害事象が生じることもあり、患者の体力・気力の必要な治療です。有害事象は最小限に治療を続けられるようサポートしましょう。

医師

治療の流れと看護のポイント

　実際の治療は、以下のような流れで行います。外部照射は週5回、腔内照射は週1回、CDDPは週1回（腔内照射のない日に）行います。

	1週目	2週目	3週目	4週目	5週目	6週目	7週目
外部照射	──────────────→						
腔内照射				────────────→			
CDDP	──────────→						

　4週目頃に腔内照射を始めるのは、外部照射とCDDPによる効果が出てくることでアプリケータが多少挿入しやすくなるためです。

　外部照射も腔内照射も行うため、それぞれの準備を事前に行います（p.125、p.127参照）。

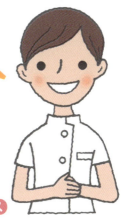

副作用として吐き気や下痢などの症状が出ることがあります。長い治療期間を少しでも楽に過ごせるように、整腸剤や止痢剤、制吐剤などを使用した症状コントロールの方法や、腸への刺激が少なく食べやすい食事を提案したりしましょう。

先輩ナース

放射線治療の合併症

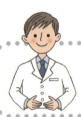

放射線治療の合併症には、治療中から生じる早期合併症と、治療終了後長期に渡って注意が必要な晩期合併症があります。

早期合併症

治療中、終了直後から現れる症状には、主に以下のようなものがあります。

	症状	出現時期	対処法
放射線宿酔	悪心・嘔吐、全身倦怠感	治療直後から終了後1〜2週間	治療後の休息
腸炎	下痢	開始後2〜4週間から終了後2〜3週間	整腸剤、止痢剤、肛門周囲炎に対して軟膏
膀胱・尿道炎	排尿痛、残尿感、頻尿、血尿	開始後3〜5週間から終了後2〜3週間	過活動膀胱治療薬
皮膚障害	発赤、色素沈着、潰瘍(かいよう)	開始後2〜3週間から終了後1〜3ヶ月間	保湿剤
骨髄機能障害	貧血、白血球減少、血小板減少	開始後2〜4週間（CCRTの場合）	G-CSF、輸血

晩期合併症

治療後半年から数年経過して現れる症状には、主に以下のようなものがあります。

放射線直腸炎：下血、下痢、腹痛、直腸腟瘻(ちょくちょうちつろう)
小腸障害　　：腹痛、下痢、腸閉塞、腹膜炎
放射線膀胱炎：血尿、頻尿、出血性膀胱炎、膀胱腟瘻(ぼうこうちつろう)

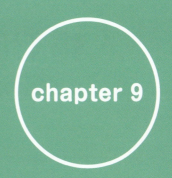

chapter 9

婦人科で使用する特徴的な薬

ホルモン補充療法に使用する薬や膣に挿入する膣錠など
婦人科特有の薬について知っておきましょう。

婦人科で使用する特徴的な薬

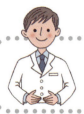

婦人科で使用する特徴的な薬としては、膣に挿入する膣錠、偽閉経療法やホルモン補充療法に使用するホルモン剤があります。

膣錠

商品名	用量	一般名	適応
クロマイ膣錠	100mg	クロラムフェニコール	細菌性膣炎
フラジール膣錠	250mg	メトロニダゾール	細菌性膣炎 トリコモナス膣炎
オキナゾール膣錠	600mg	オキシコナゾール硝酸塩	抗真菌薬
エストリール膣錠	0.5mg	エストリオール	萎縮性膣炎

ホルモン剤

商品名	用量	一般名	適応
リュープリン	3.75mg	リュープロレリン酢酸塩	偽閉経療法
スプレキュア点鼻液0.15%	−	ブセレリン酢酸塩	偽閉経療法
ディナゲスト錠	1mg	ジエノゲスト	子宮内膜症
ミレーナ	52mg	レボノルゲストレル	月経困難症、過多月経（黄体ホルモン放出システム、子宮腔内装着）
ルナベルLD	−	ノルエチステロン/エチニルエストラジオール	月経困難症（低容量ピル）
ルナベルULD	−	ノルエチステロン/エチニルエストラジオール	月経困難症（超低容量ピル）
プラノバール配合錠	−	ノルゲストレル/エチニルエストラジオール	子宮出血異常（中用量ピル）

ルトラール錠	2mg	クロルマジノン酢酸エステル	黄体ホルモン製剤
ヒスロン錠	5mg	メドロキシプロゲステロン酢酸エステル	黄体ホルモン製剤
ヒスロンH錠	200mg	メドロキシプロゲステロン酢酸エステル	黄体ホルモン製剤、子宮体がん、乳がんの抗がん剤
クロミッド錠	500mg	クロミフェンクエン酸塩	排卵誘発剤
シクロフェニル	100mg	セキソビット錠	排卵誘発剤

ホルモン補充療法使用製剤

商品名	用量	一般名	適応
プレマリン錠	0.625mg	統合型エストロゲン	エストロゲン製剤
ジュリナ錠	0.5mg	エストラジオール	エストロゲン製剤
エストラーナテープ	0.72mg	エストラジオール	エストロゲン製剤/貼り薬 2日置き
ル・エストロジェル 0.06%	0.54mg/1回	エストラジオール	エストロゲン製剤 塗り薬
ディビゲル	1mg	エストラジオール	エストロゲン製剤 塗り薬
プロベラ錠	2.5mg	メドロキシプロゲステロン酢酸エステル	プロゲステロン製剤 5〜10日間/月内服
ウェールナラ配合錠	1mg 0.04mg	エストラジオール ノボノルゲストレル	エストロゲン・プロゲステロン合剤
メノエイドコンビパッチ	0.62mg 2.7mg	エストラジオール 酢酸ノルエチステロン	エストロゲン・プロゲステロン合剤/週2回

漢方薬（産婦人科3大漢方薬）

	番号	適応
当帰芍薬散	23	月経痛、むくみ、冷え症、更年期障害
加味逍遥散	24	のぼせ・発汗、イライラ、不定愁訴、更年期障害
桂枝茯苓丸	25	月経痛、肩こり、のぼせ、冷え

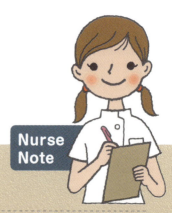

略語集

略語	原語	日本語	参照
ATH	abdominal simple total hysterectomy	腹式子宮全摘術	p.95
AUS	Ausraumung und auskratzung（ドイツ語）	人工姙娠中絶	—
BSO	Bilateral salpingo-oophorectomy	両側付属器切除術	p.112
Cc	Cervical cancer	子宮頸がん	p.57
CIS	Carcinoma in situ	上皮内癌	p.59
D&C	Dilatation and curettage	子宮内容除去術	—
EM	Endometrium	子宮内膜	p.14
ETH	Extended total hysterectomy	拡大子宮全摘術	p.95
LSO	Left salpingo-oophorectomy	左付属器切除術	p.112
Ova Ca	Ovarian carcinoma	卵巣がん	p.69
Ova cyst	Ovarian cystoma	卵巣嚢腫	p.66
PID	Pelvic inflammatory disease	骨盤内炎症性疾患	p.47
RSO	Right salpingo-oophorectomy	右付属器切除術	p.112
RTH	Radical hysterectomy	広汎子宮全摘術	p.97
UAE	Uterine myoma	子宮動脈塞栓術	p.54
VTH	Vaginal total hysterectomy	腟式子宮全摘術	p.95

引用・参考文献

- 全国がんセンター協議会の生存率共同調査（2016年2月集計）
- 日本産婦人科学会・日本病理学会編 「卵巣腫瘍、卵巣癌、腹膜癌取り扱い規約 病理編」 2016年 第1版.
- 日本産婦人科学会・日本病理学会編・日本医学放射線学会・日本放射線腫瘍学会編 「子宮頸癌取り扱い規約」2012年 第3版（金原出版）
- 日本産婦人科学会・日本病理学会編・日本医学放射線学会・日本放射線腫瘍学会編 「子宮体癌取り扱い規約」2012年 第3版（金原出版）
- 日本産科婦人科学会編：産婦人科研修の必修知識2016-2018. 日本産科婦人科学会, 2016, 536.
- 北海道発行, 北海道リンパ浮腫診療ネットワーク監修：リンパ浮腫簡易指導マニュアル, 2016
- 今野良 監修 子宮がんは100％予防できる 月刊ナーシング 28(7):74〜79 2008.
- 国立がん研究センター がん情報センターHP https://ganjoho.jp/public/index.html
- 病気がみえる Vol.9 婦人科 第1版

索引

● あ行

悪性腫瘍	66
安定	119
萎縮性膣炎	46
遺伝性乳卵巣がん	69
ウェールナラ配合錠	133
エストラーナテープ	133
エストリール膣錠	132
エストロゲン	15
エストロゲン依存性疾患	16
エストロゲン補充療法	51
エトポシド単剤療法	118
エンドサーチ	29
エンドサイト	29
オキナゾール膣錠	132

● か行

外陰炎	46
外診	19, 20
外性器	13
外部照射	124
合併症	130
加味逍遥散	133
カンジダ膣炎	46
関節鏡	93
完全奏功	119
漢方薬	133
気腹法	92
キュレット	29
境界悪性腫瘍	66
胸腔鏡	93
共鳴画像法	43
腔内照射	126
クスコ	21, 28
クロマイ膣錠	132
クロミッド錠	133
経頸管的切除術	94
桂枝茯苓丸	133

経膣法	41
経直腸法	42
茎捻転	67
経腹法	40
月経周期	14
ゲムシタビン単剤療法	118
高周波メス	106
更年期障害	48
広汎子宮全摘術	97
硬膜外麻酔	84
コールドナイフ法	106
呼吸器合併症	87
骨盤臓器脱	50
骨盤臓器脱手術	114
骨盤底筋体操	51
骨盤腹膜炎	47
根治術	51
コンピュータ断層撮影法	43

● さ行

細菌性膣炎	46
サイトピック	29, 34
サイトブラシ	34
子宮	12
子宮下垂	50
子宮鏡	94
子宮鏡下手術	94
子宮筋腫	52
子宮筋腫核出術	108
子宮筋層炎	47
子宮頸がん	57
子宮頸管炎	47
子宮頸管拡張	26
子宮頸管拡張器	30
子宮頸部円錐切除術	105
子宮頸部細胞診	29
子宮頸部組織診	36
子宮腺筋症	55

子宮ゾンデ	28	縦切開	88
子宮体がん	62	単純子宮全摘術	95
子宮体部細胞診	35	腟	12
子宮体部組織診	38	腟炎	46
子宮脱	50	腟鏡	28
子宮腟部細胞診	32	腟鏡診	21
子宮内膜炎	47	腟式手術	91
子宮内膜細胞診	29	腟式子宮全摘	114
子宮内膜症	55	腟錠	132
子宮把持鉗子	28	腟洗浄	25
子宮付属器炎	47	腟閉鎖術	51, 114
子宮平滑筋肉腫	53	腟壁・会陰形成術	114
子宮傍結合織炎	47	超音波診断	40
シクロフェニル	133	直接加速器	124
自己導尿	99	直腸診	23
視診	20	直腸瘤	50
シスプラチン	128	ディナゲスト錠	132
術後イレウス	87	ディビゲル	133
術後合併症	87	当帰芍薬散	133
術後感染症	87	同時化学放射線療法	128
術後出血	87	ドキソルビシン単剤療法	118
術後せん妄	87	トリコモナス腟炎	46
術後疼痛	83, 87	ドレーン	81
術前オリエンテーション	75		
ジュリナ錠	133	● な行	
触診	20	内視鏡下手術	92
女性生殖器	12	内診	19, 20
女性ホルモン	15	内診台	19
進行	119	内性器	12
深部静脈血栓症	87	ノギテカン単剤療法	118
スプレキュア点鼻液	132		
スライドガラス	32	● は行	
生検鉗子	29	排液バッグ	82
性周期	14	パクリタキセル単剤療法	118
セルフリンパドレナージ	103	晩期合併症	130
早期合併症	130	皮下気腫	87
双合診	20	ヒスキャス	29
		ヒスロン錠	133
● た行		ヒスロンH錠	133
体外法	111	ヒトパピローマウイルス	57
体内法	111	腹腔鏡	93
胎盤鉗子	29	腹腔鏡下手術	90
ダグラス窩閉塞	56		

腹腔鏡下仙骨膣固定術	51, 115
腹腔鏡手術	111
腹式手術	91
副損傷	87
腹壁吊り上げ法	92
腹膜病変	55
婦人科診察	18
付属器	12
付属器切除術	112
不定愁訴	48
部分奏功	119
ブラシ	34
フラジール膣錠	132
プラノバール配合錠	132
ブルームブラシ	29
フルオロデオキシグルコース	44
プレマリン錠	133
プロゲステロン	15
プロベラ錠	133
ヘガール型子宮頸管拡張器	30
ペッサリー	51
ヘラ	34
膀胱機能障害	98
膀胱機能麻痺	87
縫合不全	87
膀胱瘤	50
放射線治療	124
ボーラス	83
ホルモン剤	132
ホルモン補充療法	49, 113
ホルモン補充療法使用剤	133

● ま行

マルチン単鈎鉗子	28
ミュゾー双鈎鉗子	29
ミレーナ	132
メッシュ手術	51, 115
メノエイドコンビパッチ	133
綿棒	29, 34
問診	18

● や行

有害事象	120
陽電子放出断層撮影	44
横切開	88

● ら行

ラミセル	30
ラミナリア	30
卵管留水腫	47
卵管留膿腫	47
卵巣	12
卵巣がん	69
卵巣周期	14
卵巣腫瘍	66
卵巣腫瘍核出術	110
卵巣チョコレート嚢腫	55
卵巣・卵管切除術	112
離床介助	85
リニアック	124
リュープリン	132
良性腫瘍	66
リンパ節	13
リンパ節郭清	101
リンパドレナージ	103
リンパ浮腫予防運動療法	104
類内膜線がん	62
ル・エストロジェル	133
ルトラール錠	133
ルナベルLD	132
ルナベルULD	132
レーザー法	106
レジメン	118

● アルファベット

AP療法	118
ATH	134
AUS	134
BEP療法	118
BSO	134
Cc	134
CCRT	128
CDDP	128

CIS	134
CPT-P療法	118
CT	43
DC療法	118
DVT	75
D&C	134
EM	134
ETH	134
FDG	44
GnRHアゴニスト	108
HPV	57
iv-PCA	83
J-VAC	82
LSO	134
MRI	43
Ova Ca	134
Ova cyst	134
PCA	83
PET	44
PID	134
PVB療法	118
RALS	126
RSO	134
RTH	134
SBバッグ	82
TC療法	118
TCR	94
TC+アバスチン療法	118
UAE	134
VTH	134

【著者紹介】
岡田 宏子（おかだ ひろこ）

東京大学大学院　博士課程修了。
現在、同大学医療コミュニケーション学分野　特任助教。
専門は医療者ー患者間コミュニケーション。
本書は臨床で看護師教育に携わった経験から執筆。

【協力】
雜賀 智也（さいか ともや）

メディカルライターズネット代表、千葉大学客員研究員、メディカルライター・薬剤師
東京大学大学院公共健康医学専攻修了(MPH)
主な著書に『大腸がん 最新標準治療とセカンドオピニオン』(ロゼッタストーン)、『薬局の現場ですぐに役立つ 服薬指導のキホン』(秀和システム)、『看護の現場ですぐに役立つ 人体のキホンと名前の図鑑』(秀和システム)、『よくわかる公衆衛生学の基本としくみ』(秀和システム) がある。
メディカルライターズネットHP：
http://medicalwriting.wixsite.com/medical-writers-bank

【本文キャラクター】
大羽 りゑ

【図版・イラスト】
タナカ　ヒデノリ

看護の現場ですぐに役立つ
婦人科ケアのキホン

発行日	2018年 6月 1日	第1版第1刷
	2024年 1月25日	第1版第3刷

著　者　　岡田　宏子

発行者　　斉藤　和邦
発行所　　株式会社　秀和システム
　　　　　〒104-0045
　　　　　東京都江東区東陽2-4-2　新宮ビル2F
　　　　　Tel 03-6264-3105（販売）Fax 03-6264-3094
印刷所　　三松堂印刷株式会社　　　　Printed in Japan
ISBN978-4-7980-5388-2 C3047

定価はカバーに表示してあります。
乱丁本・落丁本はお取りかえいたします。
本書に関するご質問については、ご質問の内容と住所、氏名、電話番号を明記のうえ、当社編集部宛FAXまたは書面にてお送りください。お電話によるご質問は受け付けておりませんのであらかじめご了承ください。